高血压病科学调养宜与忌

GAOXUEYABING

KEXUETIAOYANG YIYUJI

主　编　雷正权

编　者　高　桃　李文瑶　王晶晶
　　　　张晶晶　黄伟智　郑佩峰
　　　　李伟伟　辛　婕　陶晓雯

U0319414

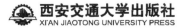

西安交通大学出版社
XI'AN JIAOTONG UNIVERSITY PRESS

图书在版编目(CIP)数据

高血压病科学调养宜与忌 / 雷正权主编 . —西安:西安交通大学出版社,2016.5(2017.3 重印)
ISBN 978-7-5605-8593-2

Ⅰ.①高… Ⅱ.①雷… Ⅲ.①高血压—防治 Ⅳ.①R544.1

中国版本图书馆 CIP 数据核字(2016)第 129322 号

书　　　　名	高血压病科学调养宜与忌	
主　　　编	雷正权	
责 任 编 辑	王银存	
出 版 发 行	西安交通大学出版社	
	(西安市兴庆南路 10 号　邮政编码 710049)	
网　　　址	http://www.xjtupress.com	
电　　　话	(029)82668357　82667874(发行中心)	
	(029)82668315(总编办)	
传　　　真	(029)82668280	
印　　　刷	虎彩印艺股份有限公司	
开　　　本	787mm×1092mm 1/32　**印张** 6 **字数** 105 千字	
版 次 印 次	2016 年 7 月第 1 版　　2017 年 3 月第 2 次印刷	
书　　　号	ISBN 978-7-5605-8593-2	
定　　　价	15.00 元	

读者购书、书店添货、如发现印装质量问题,请与本社发行中心
联系、调换。
订购热线:(029)82665248　(029)82665249
投稿热线:(029)82668803　(029)82668804
读者信箱:med_xjup@163.com

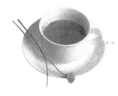

　　三十多年以前，我刚参加工作不久，就遇到了一位极度虚弱、全身发凉、奄奄一息的患者，可没想到我的老师竟用一碗人参汤使这位濒于死亡的人起死回生。初入医门的我心中着实欢喜了好长时间。但是药物是不能随便使用的！即使补益类药物也不例外。有这样一个病例：一位高血压病患者，平时血压就高，在一次过量饮用自制的人参酒后，不仅鼻出血不止，而且引发了脑出血。

　　药物可"治病"，也可"致病"。日常吃的食物也有同样的问题。如猪肝是一种很好的补益类食物，孕妇适量食用，有益健康，但如果过量食用，则有可能引起维生素A中毒，轻则影响妇婴健康，重则可致胎儿唇裂及器官缺陷。关于食物"治病""致病"的同类事例还有许多。可见，好的食物用在适宜的时候，对人的健康能起到意想不到的作用，而再好的东西用得不合时宜，也可能就是毒药！

　　随着时间的推移，我愈发感觉到编写一套适合不同人群与各种疾病宜忌小丛书的必要性。于是在工作之余，我留心观察，广泛收集资料，希望尽快把自己的所知与体会传播给热爱生活、急需恢复健康的人们。在此基础上，我对图书市场上相关的图书也做了系统调研，最终为这套丛书确定了四个准则：一是通俗，二是易懂，三是实用，四是价廉，使这套小丛书成为名副其实的"大众健康小百科"。套用前人的名言，就是"山不在高，有仙则灵，书不在深，有用则行"。丛书初稿完成后，又经相关专家进行审订，几经批删，终于可与广大读者见面，心中不禁颇感欣慰。

没有悉心呵护，哪来健康和幸福？没有宜忌的约束，哪里会有生命生机的重现？这套书综合特定人群及其家人对健康知识的基本需求，包括了常见疾病的饮食、起居、运动、娱乐、自疗、就医等各个方面的宜忌，以及不同人群在心理、日常生活方面的康复宜忌等，分别成册，自成一体。衷心期盼通过书中健康宜忌的讲述，能够引导广大读者遵循生命规律，提高生活质量，有疾者尽快恢复，无疾者健康快乐！

作　者

2016-4-30 于古城西安

contents 目录

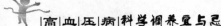
第三篇

高血压病患者营养补充宜与忌

第四篇

高血压病患者饮食宜与忌

第五篇

高血压病患者起居宜与忌

第六篇

高血压病患者运动宜与忌

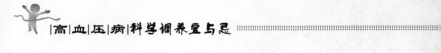
第七篇

高血压病患者诊疗宜与忌

　　书中所列的食物民间验方、药物使用方法，不能代替医生诊治。

第一篇

高血压病的基础知识

高血压病是一种什么病

高血压病又称原发性高血压，是以动脉血压升高，尤其是以舒张压持续升高为特点的全身性慢性血管疾病。凡正常成年人在未服抗高血压药物情况下，收缩压应小于或等于 140 mmHg（18.7 kPa），舒张压应小于或等于 90 mmHg（12 kPa）。若成年人收缩压大于或等于 160 mmHg（21.3 kPa），舒张压大于或等于 95 mmHg（12.7 kPa）者为高血压。若收缩压在 141~159 mmHg（18.8~21.2 kPa）之间，舒张压在 91~94 mmHg（12.1~12.5 kPa）之间，为临界高血压。

一般来说，在收缩压与舒张压之间，医生比较看重的是收缩压的数据，而非舒张压。年过50岁的中老年人，若收缩压逾 140 mmHg，其罹患心血管疾病的风险系数，要比舒张压指数显示的风险系数更高。

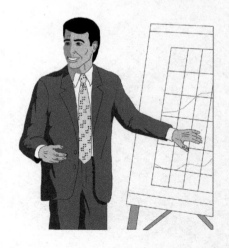

问博士送健康系列丛书

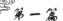

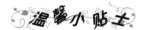

我国的血压计量单位，一直沿用毫米汞柱（mmHg），人们早已习以为常。近年来我国实施了法定单位，按照规定，血压的计量单位改为千帕（kPa）。1 mmHg=0.133 kPa，也就是7.5 mmHg=1 kPa。另外介绍一种简易换算口诀法：血压mmHg，加倍再加倍，除3再除10，即得kPa值。例如，收缩压120 mmHg加倍为240，再加倍为480，除以3得160，再除以10，即16 kPa。反之，血压kPa乘10再乘3，减半再减半，可得mmHg值。

高血压病能够杀人于无形

高血压是动脉硬化发展过程中主要的风险因素之一，它与高胆固醇、吸烟、肥胖、糖尿病一起，并称为现代人类的主要健康问题。在我国，高血压已成为威胁人体生命的第一号隐性杀手。长期的血压升高能导致心、脑、肾等重要脏器官产生严重的、危及生命或招致残疾的并发症，是引起冠心病、心肌梗死、脑卒中和肾衰竭的主要原因。

尤其是随着社会环境的变化，不良的生活习惯和工作压力增大更加导致了高血压病的不断增多，并且由此引发并发症，严重威胁着人民群众的健康，也就是说高血压会增加过早死亡的危险。

有人估计，我国约有上亿人患有高血压病，发病率已达 11.88%，并且有上升的趋势，还有不断向年轻人扩散的态势。在我国，不管是城市居民，还是乡村农民，都普遍存在对高血压病的防治、调养知识知之甚少的问题。全国高血压抽样调查发现：目前高血压病的发病率为 11.88%，而知晓率仅为 27%，治疗率为 27%，控制率为 3%。因此，人们对高血压病的预防与治疗应予以高度重视，以防高血压病杀人于无形。

如何判断高血压病的轻重

高血压病患者如何知道自身所患高血压病的轻重呢？临床医生为了治疗的方便，一般对高血压病进行如下分期。

Ⅰ期：血压达到确诊高血压水平，舒张压大部分时间波动在 12.0~13.3 kPa（90~100 mmHg）之间，休息后能够恢复正常，临床上无心脏、脑、肾并发症表现。

Ⅱ期：血压达到确诊高血压水平，舒张压超过 13.3 kPa

（100 mmHg），休息后不能降至正常，并有下列各项中的一项者：①经 X 线、心电图或超声心动图检查，有左心室肥大的征象；②眼底检查，有眼底动脉普遍或局部变窄；③蛋白尿和（或）血浆肌酐浓度轻度升高。

Ⅲ期：血压达到确诊高血压水平，舒张压超过14.7~16.0 kPa（110~120 mmHg），并有下列各项中的一项者：①脑血管意外或高血压脑病；②左心衰竭；③肾衰竭；④眼底出血或渗出，有或无视乳头水肿。

急进型高血压：急进型恶性高血压，病情急剧发展，舒张压常持续在 17.3 kPa（130 mmHg）以上，并有眼底出血、渗出或视乳头水肿。

高血压与高血压病相同吗

在现实生活中，不少人常把高血压和高血压病混同起来，认为只要发现高血压就是高血压病，或者把高血压病简称为高血压。其实它们是两种不同的概念。高血压可分为原发性和继发性两类。原发性高血压是指病因尚未十分明确的高血压，又称高血压病。由其他已知疾病所致的血压升高，则称为继发性或症状性高血压。

原发性高血压：指以血压升高为主要临床表现的一种

疾病，约占高血压患者的 95%。患者多在 40~50 岁发病，早期可无症状，可能在体检时发现。少数有头痛、头晕、眼花、心悸及肢体麻木等症状。晚期高血压可在上述症状加重的基础上出现心、脑、肾等器官的病变及相应症状，以致发生动脉硬化、脑血管意外、肾脏病，并易伴发冠心病。临床上只有排除继发性高血压后，才可诊断为高血压病。

继发性高血压：指在某些疾病中并发产生血压升高，仅仅是这些疾病的症状表现之一，又称症状性高血压，约占所有高血压患者的 1%~5%。对于有明显的泌尿系统症状，或在妊娠后期、产后、更年期出现的高血压或全身性疾病中出现的高血压，均应考虑是否为继发性高血压。如果引起高血压症状的原发病症能够治好，那么高血压就可以消失。

温馨小贴士

高血压只是一个症状，不能算是一种独立的疾病。高血压病是一种独立的疾病，约占高血压患者的 95%。原发性高血压只有积极治疗高血压，才能有效地防止并发症，而继发性高血压首先是治疗原发病，才能有效地控制高血压发展，仅用降压药控制血压是很难见效的。所以，遇到血压过高的人，必须排除其他疾病所致的高血压，才能说他患有高血压病。

为什么会成为高血压病患者

　　为什么会成为高血压病患者？这还得从高血压病的病因说起。有关高血压病病因的研究已有许多年了，虽然已经积累了许多关于高血压发病因素的资料，但其病因尚不明确，发病机制仍未完全明了。虽有多种学说从不同侧面来阐述其发病机制，但都不能解释所有问题。目前普遍认为，高血压病的形成是由多种因素促发的一个病理过程，这些因素称为危险因素，大概有上百种之多。高血压病主要与下列因素关系密切。

高血压病与遗传有关

　　高血压病的发病具有明显的家族集聚性。有统计表明，父母患高血压病者其子女患高血压病的概率明显高于父母血压正常者。父母均有高血压病，子女高血压病发生率为45%；父母仅一人有高血压病，子女高血压病的发生率为28%；而父母均无高血压病，其子女高血压病的发生率仅为3%。科学家也已经分析出高血压病的遗传基因，并在动物中成功地进行了高血压病的遗传实验。当然这并不意味着遗传决定了一切，高血压病的发生还同很多后天因素有关，只要努力控制高血压病的危险因素，如控制体重、戒烟戒酒，积极运动等，高血压病还是可以预防的。

🌳 高血压病与肥胖有关

肥胖与高血压病的发病率密切相关。据有关资料报道，肥胖者的高血压病发病率要比体重正常者高 2~3 倍。医学研究也证实，在一个时期内体重增长较快的个体，其血压增高也快，而且证实肥胖是血压升高的独立危险性因素。减肥之所以能降低血压，在于减重后可使血清胰岛素降低，利于排钠，并能降低血浆去甲肾上腺素及肾上腺素水平，从而使血压降低。

温馨小贴士

减肥是高血压病的预防和治疗措施之一。如果发现自己患了高血压病，不要只想着怎样吃药，还应考虑自身有哪些因素是造成高血压病的发病因素。首先，应评价自己是否过于肥胖。已有研究表明，减轻体重能使血压降低，还能在停服或少服降压药后较长期地保持血压在正常范围。超重和肥胖固然有遗传背景，但多数是与不合理的生活方式有关；即便有家庭遗传背景的人，只要注意预防，同样可以避免超重、肥胖以及与之相关的一系列疾病。

高血压病与精神压力有关

许多资料都表明，在天灾或有精神创伤的幸存者中可见到许多人有急性血压升高的现象。大量研究也证实，高血压病的发生与精神紧张、情绪创伤有一定的关系，而这些因素是引起神经紧张的主要因素。比如有关资料证实，第二次世界大战期间，被围困在列宁格勒达三年之久的人，

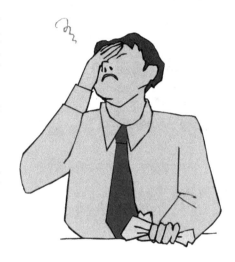

高血压发病率明显上升。生活中我们也可以发现，一些易造成过度紧张的精神因素，也容易使人患高血压。所以说要是您受到的压力太大，最好赶快减压，否则高血压病在等着您。

高血压病与营养有关

大多数医学专家认为，高血压病与营养素的摄入不平衡有关。如饮食中钠盐含量就是影响血压的主要原因之一。食盐量每日在 7~8 克以上者得病率高，食盐量每日少于 6 克者不易发生高血压。过量食用脂肪类食物也是引起血

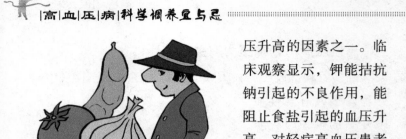

压升高的因素之一。临床观察显示，钾能拮抗钠引起的不良作用，能阻止食盐引起的血压升高，对轻症高血压患者还有一定程度的降压作用。营养专家认为，高钙、高镁食物能减少罹患高血压病的危险，补钙、补镁有利于血压降低。高血压病患者可通过合理饮食，平衡膳食中的营养素供给，达到营养调节的目的，在一定程度上促进血压恢复正常。

高血压病与年龄有关

高血压病虽然不是中老年人的"专利"，但高血压病与年龄有关是不争的事实。在生活中可以明显观察到，年龄越大患高血压病的概率越高。医学研究也证实，年龄与高血压病的发病率呈正比关系。40岁以上的中、老年人发病率高，而且40岁以后发展较快，所以年龄偏大的中老年人应定期到医院进行检查，以预防高血压病的发生与发展，做到科学预防与治疗。

高血压病与吸烟有关

吸烟的人常疑惑地说："烟是吸到肺里的，怎么会引

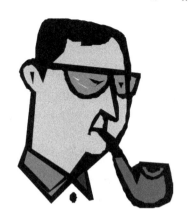

起高血压呢？"要知道，香烟中所含的大量有害物质随烟雾吸进肺里，可以迅速地被吸收到血液中，进而作用到心脏、血管和中枢神经系统。40多年来，美国、日本等国家的流行病学调查证实，高血压病的病死率与吸烟呈显著正相关，而且对成年以前开始吸烟的人危害程度更高。我国的统计资料也表明，大量吸烟者比不吸烟者的高血压病发病率高3倍以上。

🌳 高血压病与饮酒有关

酒本身具有活血化瘀、防治疾病的功效，但长期过量饮酒可成为高血压病的致病因素之一，这一结论已被医学

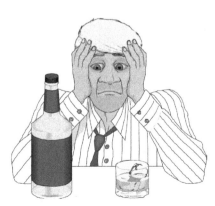

界所公认。经医学专家调查，长期过量饮酒的人群相对于不饮酒人群，患高血压病概率明显增加。目前，我国成年男子的饮酒率较高，虽然近年来我国白酒的类型已从高度酒向低度

酒发展，但仍有部分人饮用 60 度以上的白酒（国外 46 度的酒被认为是烈性酒）。为预防高血压病，最好不饮酒，已有饮酒习惯的人要减少饮酒量，每日最好控制在饮低度白酒 50~100 毫升、啤酒 300 毫升以内。已有高血压病危险倾向的人，如有家族史者和超体重者均应坚决戒酒。

 高血压病与一些职业有关

职业因素影响人的身体健康。研究表明，体力活动少、脑力活动紧张、经常有紧迫感的工作者较易患高血压病。科学家还发现，约 60% 的高血压病患者，通过脱离紧张的工作环境，休息 2 周后血压可下降 10% 以上。在生活中，知识分子高血压病发病人数明显高于其他人群。容易引起精神长期紧张的职业，如汽车司机，高血压病发病率高达 11.3% 左右，电话员、统计员、会计发病率在 10% 左右。所以说职业因素对血压的影响不可忽视，尤其是脑力劳动者加强对高血压病的预防很有必要。

 高血压病与性格有关

性格特点也与高血压病密切相关。个性过强，容易激动，遇事急躁，难以自抑，过分自负，刻板固执，多疑多虑，个性怪癖，或压抑并抱有敌意，具有攻击倾向，这些极端内向型的个性特征，是高血压病的一种易患因素。有的科学家把性格分成 A、B 两型。A 型性格为性情急躁，进取心和竞争性强，工作专心而休息较少，强制自己为成就而奋斗。B 型性格的人则性情温和，工作不急不躁，缺少竞争性，与 A 型正相反。医学、心理学专家研究发现，A 型性格人群是高血压病的高发人群。

温馨小贴士

　　除了上述发病的危险因素之外，还有很多学说从不同的角度来说明高血压病的发病机制，主要有交感肾上腺素能系统功能亢进学说、肾源学说、心钠素学说、离子学说等，这些学说都有充分的理论和事实根据，但均有一定的局限性，只能反映高血压病发病机制的某些侧面，而不能全面阐述。这也是高血压病难以治愈的主要原因之一。

高血压病的早期报警信号

　　高血压病的早期和中期，患者的症状往往不明显，常被患者自己和医生忽视。待发现后，血管早已硬化，其并发症已经发生，治疗方法只能是降压，然而即使血压得到控制，也不等于彻底治愈。况且高血压病患者约有 1/5 的人无明显症状，仅在偶然测血压或普查身体时发现。所以早期发现并及时治疗高血压病，对患者的预后会带来极大的好处。因此了解高血压病的早期信号就显得特别重要。

睡觉打鼾可能与血压增高有关

鼾症可能是高血压病的一种早期信号。有科研人员曾调查某街道自然人群 1036 例，明确血压增高者 312 例，其中 25 例有鼾症现象。有鼾症的高血压病例中多数为轻型及临界高血压。鼾症者以习惯性打鼾居多，少数伴有程度不等的睡眠时憋气现象。此外，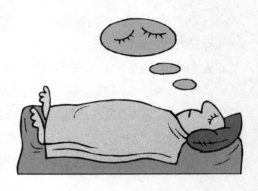有人在调查因严重鼾症住院手术的 102 例患者中，确诊为高血压病患者 56 例，其中 42 例先有鼾症，然后血压升高，51 例伴有睡眠憋气现象。以上结果提示，鼾症是高血压病的信号，严重鼾症者有相当高的高血压病发病率。所以，经常打鼾者，尤其是伴有睡眠时憋气现象的人，应经常测量血压，以便早期发现高血压病，使其得以及时治疗。

肢体麻木可能与血压增高有关

退休工程师汪某，66 岁，患有高血压病十余年。最近他经常感到四肢麻木，老伴以为是受寒，让其服用一些治疗风湿的药物，好长时间不见好转。后来女儿伴其到医院检查，医生对其进行检查后，发现其血压明显上升，高达 180/100 mmHg。经过降压治疗，肢体麻木明显有了好转。医生告诉汪某，有的高血压病患者血压升高后，可出现手脚麻木，有的手脚感觉像有蚂蚁爬行一样（医学上称蚁走感）。高血压病患者的肢体麻木往往是脑卒中的先兆。

鼻腔出血可能与血压增高有关

老李今年 65 岁。前些天，他的鼻子突然大量出血，当使用所掌握的止血措施均不见效后，急忙被送往医院。医生检查老李的鼻腔，并测量他的血压，发现血压已高达 180/100 mmHg。经过紧急降压，同时进行鼻腔填塞治疗后，老李的血压慢慢降低，鼻出血也随之减少，最后完全停止了。医生告诉老李，鼻出血的祸首往往是高血压和动脉硬化。老年人鼻出血与高血压有什么关系呢？医生说，老年人鼻出血有一半是全身性疾病所致，其中包括高血压病。患有高血压病的中老年人，血压升高时，鼻腔血管细小，容易破裂出血；又因动脉硬化，血管弹性差，破裂的血管不易自行闭合，所以出血不易止住。

温馨小贴士

高血压病患者的鼻出血特点：出血量较大，而且不容易自行停止。所以，高血压病患者应掌握一些鼻出血的自我止血常识。首先要保持镇静，采取半卧位，不要弯腰或蹲下，否则会使头部血压增高，不利于止血。然后用冷毛巾进行额部及鼻部冷敷，促进鼻黏膜血管收缩而止血。同时，用手指捏紧鼻翼，对鼻腔前部出血者可起到压迫止血的作用；也可用清洁的纱布条或棉花球堵塞出血的鼻孔。但注意不要蘸上麻黄碱或肾上腺素药物，因为这些药物虽可局部止血，但具有升高血压的作用，会加重高血压病的病情。另外，高血压病患者鼻出血时，如果测量血压比平常血压高，止血的根本办法则应从降低血压着手，可在平时服用降压药物的基础上加服1~2次，具体用药量，应视病情酌量，或遵医嘱。

头痛、头晕可能与血压增高有关

头痛、头晕是高血压病最常见的神经系统症状，还可能有颈部板紧感。晨起头痛大多是由高血压直接引起的，头痛部位可以在后脑部、前额部、太阳穴（双侧或单侧）。很多患者的头痛在醒后出现，起床后好转一些，当剧烈

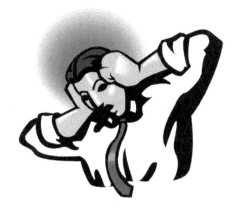

运动或情绪紧张及疲劳后又有加重。也可有脑中嗡嗡响、耳鸣等症状，高枕卧位时头痛可以减轻，经降压治疗后头痛一般也可减轻。当出现高血压危象或椎、基底动脉供血不足时，可出现与内耳眩晕症相类似的症状。

 阳痿可能与血压增高有关

高血压病的病理变化之一是造成小动脉的管腔狭窄，加速动脉硬化的进程。动脉的狭窄可以导致许多器官功能的损害，如脑、肾、心脏等。同理，阴茎的动脉也可以因为血压高而造成狭窄，导致动脉供血不足，从而降低使阴茎勃起的动脉系统功能，导致阳痿的发生。也就是说，男性性欲减退往往有可能是高血压病的早期信号。

 # 高血压病需要关注的症状

高血压病的临床表现，轻重程度相差很大。某些患者无自觉症状，即使已发现高血压病的症状，也往往因人、因病情而异。高血压病症状与血压升高程度并无一致的关系，这可能与高级神经功能失调有关。有些人血压不太高，症状却很多；而另一些患者血压虽然很高，但症状不明显。但总的说来高血压病患者需要特别关注头部和心脏部位的症状。

高血压病患者须关注头部症状

头部症状是高血压病的最早症状之一。大多数高血压病患者在血压升高早期仅有轻微的自觉症状，如头痛、头晕、失眠、耳鸣、烦躁、工作和学习精力不集中并容易出现疲劳等。但随着病情的发展，特别是出现并发症时，上述症状逐渐增多并明显，觉得头脑昏沉沉的，身体活动很不自在或出现颈背部肌肉酸痛、紧张感。所以，中老年人如果出现以上头部症状时，一定要想到可能是血压过高引起的，以便及时治疗。

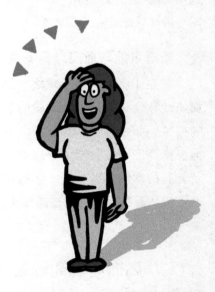

高血压病患者须关注胸闷心慌及特征性表现

当高血压病患者出现心慌、气促、胸闷、心前区疼痛时，表明心脏已受累；出现夜间尿频、多尿，尿液有混浊时，表明肾脏可能受累，肾小动脉发生硬化。如果高血压病患者突然出现神志不清、呼吸深沉不规则、大小便失禁等，提示可能发生脑出血；如果是逐渐出现一侧肢体活动不便、麻木甚至麻痹，应当怀疑是否有脑血栓的形成。另外常见耳垂出现折痕，毛细血管搏动，桡动脉出现弦脉及下肢间歇性跛行等。

高血压病患者宜常进行的检查

高血压病患者在就诊过程中往往被要求进行一些常规检查，而有些高血压病患者不知道这些检查的目的。其实这些检查非常必要，目的是为了明确引起血压异常升高的病因，鉴别原发性与继发性高血

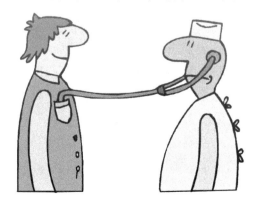

压；明确高血压病情严重程度；明确是否存在并发症如高脂血症、糖尿病、痛风等，以及心、脑、肾并发症，如冠心病、脑卒中、肾功能不全等。为此，高血压病患者应进行下列常规检查。

高血压病患者宜定期测血压

据统计，40岁以上者高血压病发病率比40岁以下者高3倍。有以下情况的人：有高血压病家族史者；每日食盐量超过10克以上者；超过标准体重20%者；有吸烟史，每日吸20支以上，超过一年者；经常饮高度白酒，每日100克以上者；经常接触噪声、镉等有害因素者；连续口服避孕药物一年以上者；这些人更要做到定期检查血压。如果要早期发现自己是否患有高血压病，最好的办法就是定期检查身体和测量血压，每年至少4次。

高血压病患者宜定期查眼底

刘大爷到医院看高血压病，经内科医生全面检查以后，最后被要求到眼科检查眼底。刘大爷百思不得其解，莫非是医生想多检查多收钱吧！不过刘大爷最后还是不很情愿地去了眼科。那么，对高血压病患者为什么非要检查眼底不可？

眼底检查是高血压病最常用的检诊方法之一，主要目的是了解小动脉病损情况，以便对高血压病患者分级。例如，视网膜小动脉普遍或局部狭窄表示小动脉中度受损；视网膜出血或渗血，或发生视乳头水肿，表示血管损伤程度严重。总之，高血压性视网膜病变能反映高血压病的严重程度及客观反映周身小血管病变的损伤程度，眼底检查对临床诊断、治疗及估计预后帮助很大。

高血压病患者宜定期查心脏

高血压对心脏的损害主要为心肌肥厚和冠状动脉改变。高血压病的预后与所并发的心脏病变严重程度密切相关。高血压心脏病的主要治疗目标是逆转心肌肥大及冠状动脉的病变。资料显示，75%的心力衰竭是由高血压心脏病所致，因此高血压病患者应常检查心脏的情况。

心脏彩色超声检查是目前较能全面反映心脏结构和功能的有效方法，是医院最常用的检查之一。此外，心电图、X线胸片以及心脏 CT、心脏核素扫描等检测的目的也是确定高血压病患者的心脏功能状况，并判断是否有心脏肥大，是否存在心肌损伤或合并冠心病等。

高血压患者宜定期查尿常规

尿常规检查的目的是了解有无早期肾脏损害，高血压是否由肾脏疾患引起，以及是否伴有糖尿病等。若尿中有大量蛋白尿、红细胞、白细胞、管型，则应考虑慢性肾炎或肾盂肾炎所致的继发性高血压；若仅有少量蛋白尿、少量红细胞，提示可能是原发性高血压所致的肾损害；若发现尿糖，则需进一步查血糖，以判断是否患糖尿病。为了避免误差，留取尿液标本应使用清洁容器，取清晨第一次尿液并及时送检；女性患者应避开月经期并留中段尿进行尿液检查。

温馨小贴士

定期健康检查，有利于早期发现有高血压病和有高血压病倾向，从而进行有效治疗。生活中许多早期高血压病的发现与及时定期检查有关，尤其是临界高血压。科学观察发现，原来血压正常的人只有11.1%的人发展为高血压，而临界高血压者却有71.5%的人发展为高血压病。所以一旦确定为临界高血压，就要重视临界高血压的防治，防止血压进一步升高。

高血压病正在逐步年轻化

高血压病不再是成年人的"专利"，发病年轻化已是不争的事实。以前在许多人的眼中，高血压病只高发于中老年人群，但现在发现20~30岁的年轻人发病率也明显增加。 有人对 25~30 岁年龄段的人进行了随机调查，发现高血压病发病率达到 11.6%，其中男性发病率高达 17.8%。不良生活习惯、高脂高热量食物的过多摄入、饮食结构的改变、营养不均衡、坐多动少等是导致高血压病出现年轻化趋势的主要原因，且患病年龄正在向更低龄化不断延伸。令人担忧的是，众多的年轻高血压病患者对自己的病情了解很少，治疗不够及时。调查发现，年轻患者对自身疾病的知晓率仅有 37.1%，主动去接受治疗的只有 23.9%，控制率只有 5.7%。由此说明高血压病带给年轻人的危害更不可忽视。

高血压病可能惹起的祸害

高血压病患者由于动脉压持续性高压，引发全身小动脉硬化，从而影响组织器官的血液供应，造成各种严重的后果，成为高血压病的并发症。在高血压病的各种并发症中，以心、脑、肾的损害最为显著。

高血压病能引起心脏疾患

由于血压持续升高，左室后负荷增强，心肌张力增加，心肌耗氧随之增加，引起心肌供氧量和需氧量之间平衡失调。合并冠状动脉粥样硬化时，冠状动脉供血不足，心肌供氧减少，会出现心绞痛、心肌梗死、心力衰竭等。持续性的动脉高压，增加了心脏负担，形成代偿性左心肥厚。高血压病并发左心室肥厚时，即形成高血压心脏病。该病最终导致心力衰竭。

高血压病能引起脑卒中

脑卒中病势凶猛，致死率极高，即使不死，也大多数致残，是急性脑血管病中最凶猛的一种。高血压病患者血压越高，卒中的发生率也越高。高血压病患者都有动脉硬化的病理存在，当脑动脉硬化到一定程度时，再加上一时的激动或过度的兴奋，如愤怒、突然事故的发生、剧烈运动等，使血压急骤升高，脑血管破裂出血，血液便溢入血管周围的脑组织。此时，患者立即昏迷，倾跌于地，俗称卒中。凡高血压病患者在过度用力、愤怒、情绪激动的诱因下，出现头晕、头痛、恶心、麻木、乏力等症状，都要高度怀疑卒中的可能。此时，应立即将患者送往医院检查。

高血压病能引起肾动脉硬化和尿毒症

高血压病合并肾衰竭约占 10%。高血压与肾脏有着密切而复杂的关系。一方面，高血压引起肾脏损害；另一方面，肾脏损害加重高血压病。高血压病与肾脏损害可相互影响，形成恶性循环。急骤发展的高血压病可引起广泛的肾小动脉弥散性病变，导致恶性肾小动脉硬化，从而迅速发展为肾衰竭，出现尿毒症。

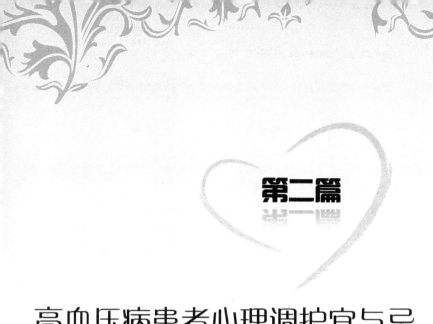

第二篇

高血压病患者心理调护宜与忌

高血压病患者心理调节宜忌

高血压病是一种心身疾病，无论轻重，都与人的心理因素相关，其病情会对人的心理状态产生影响。高血压病早期，血压波动较大，患者的情绪往往随着血压的波动而变化，容易激动，爱发脾气。随着高血压病的发展，不适的症状越来越多，如心悸、头痛加重等，这些都可能使患者的心理负担日益加重，情绪更加不稳定，更易急躁、易怒、易冲动。高血压病晚期，患者的情绪往往变得低沉、忧郁，有时焦躁不安，甚至可能出现被害妄想、行为异常现象。所以高血压病患者必须保持心境平和、情绪乐观。以下几种方法可帮助高血压病患者保持情绪稳定，有利于高血压病的恢复。

忌情绪紧张

人在紧张、忧愁、愤怒、悲伤、惊慌、恐惧、激动、痛苦、嫉妒的时候，可出现心慌、气急和血压升高现象，甚至导致脑血管痉挛或破裂、卒中致死。高血压病患者的情绪变化，常常会导致血压不同程度地波动。而做一些业余的手工操作，如缝纫、编织、木工、雕刻等，可以使脑力转移到较平稳的状态；练字、绘画，可使情绪稳定，精神进入

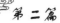

一个会意的境界。当心情不佳、紧张焦虑时，改换一下环境，去郊外、公园、河边或山顶欣赏一下大自然的美景，可将注意力转移，达到精神松弛的目的。遇到不满意的人和事，要进行"冷处理"，避免正面冲突，遇事要想得开，切忌生闷气或发脾气。还应培养多种兴趣，多参加一些公益活动及娱乐运动，做到笑口常开，乐观轻松。

忌心有负担

　　有的高血压病患者发现血压增高后，思想负担很重，情绪极不稳定，终日忧心忡忡，结果使血压更加增高，病情加重。有的患者出现消极沮丧、失去信心等不良心理，觉得自己给家庭和社会带来负担，成为"包袱"，不愿按时服药，不肯在食疗、体疗等方面进行配合，等待"最后的归宿"。也有的患者因降压治疗一时不理想，对治疗失去信心，变得焦躁不安、怨天尤人。虽然对高血压病的治疗目前尚缺乏治本的方法，需要长期作战，但若能在药物治疗的同时避免增加心理负担，改变生活方式，进行自我安慰，病情是可以控制的，并发症也是可以减少的。

忌猜疑病情

　　一些患者一旦确诊为高血压病之后，便把注意力集中在疾病上，稍有不适便神经过敏，猜疑血压是否上升了，是否发生并发症了，终日忧心忡忡。有的患者看了一些有关高血压病的科普读物，或报纸杂志上的科普文章，便把自己的个别症状及身体不适进行"对号入座"，怀疑自己疾病加重，或百病丛生；对医生的解释总是听不进去，有时总是希望医生说自己病情严重；有点头晕头痛，便怀疑是否有卒中的危险；有点肢体麻木便断定是卒中先兆。猜疑病情对病情无任何帮助，及时就医治疗是最正确的方法。

忌气急暴怒

暴怒是由于某种目的和愿望不能达到，逐渐加深紧张状态，终于发怒，可表现为暴跳如雷，拍桌大骂，拳打脚踢，伤杀人畜，毁坏器物。轻者会肝气郁滞，食欲减退；重者便会出现面色苍白，四肢发抖，甚至昏厥死亡。当然，若是轻度的发怒，不会对身心健康造成大的影响，而且有利于压抑情绪的抒发，有益于健康。但什么事情都有个度的问题。高血压病患者由于病情关系，遇事首先要冷静，因为大怒常常是不能冷静思考的结果。只有冷静，才能积极思考，想出对策，圆满解决问题。大怒于事无益，只能招来灾祸，尤其是对于高血压病患者，要知道气急暴怒往往是脑卒中的重要诱因之一。因暴怒而突然死亡的高血压病患者不在少数。

高血压病患者娱乐项目选择宜忌

　　娱乐是通过心理调护而治疗疾病的一种方法。在几千年以前，名医为人治病，其中就有用娱乐活动治疗头晕目眩的记载。对于高血压病患者，可根据其爱好与身体状况选择娱乐活动项目，如唱歌、跳舞、下棋、打牌、听音乐、写诗、绘画、弹琴等，通过这些娱乐活动，陶冶性情，增进人际关系，增加生活情趣，消除紧张忧虑状态，进而达到改善高血压病症状的目的。

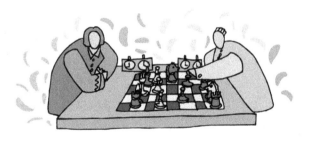

宜常听音乐

　　舒缓悠扬的乐曲容易使人恢复或保持平静，能够起到降低血压和肾上腺激素水平的作用。有科研人员对 40 名心脏病或高血压病患者及 20 名身体健康者进行医学测试。医学家让他们听各种不同曲调且均具有舒缓作用的音乐，并分别进行各种测试，结果发现，受试者在接受音乐疗法前后的血压和心电图检查结果均有所不同，但都使高血压病患者血压下降。当然，高血压病患者尽量不要听旋律快速的舞曲或节奏强烈的进行曲。

宜常垂钓

垂钓具有运动的特征。从垂钓姿势上说，时而站立，时而坐蹲，时而走动，时而又振臂投竿，这就是静中有动，动中有静。静时可以存养元气，松弛肌肉，聚积精力；动时可以舒筋活血，按摩内脏。如此动静结合，刚柔相济，就使人体内脏、筋骨及肢体都得到了锻炼，增强了体质。此外，垂钓之处，大多是有草木、水源的地方，或湖边塘畔，或水库滩涂，或江岸河沿，或涧岩溪旁，其处水浪翻飞，草木葱茏。在大自然中，吸入清新的空气，有利于改善人体的心肺功能，对治疗高血压病、心脏病等慢性疾病大有裨益。另外垂钓能使人心身放松。垂钓者从充满尘烟、噪音的城市来到环境幽静的郊外，与青山绿水、花草虫蝶为伴，与鸟语、蛙声、虫唱、流水、鱼闹、林喧为伍，就有心情清爽、脑清目明、心旷神怡之感。而垂钓时全神贯注，直视鱼漂，又能诱使垂钓者迅速进入"放松入静、恬淡虚无、安闲清静"的状态，陶冶性情，延缓衰老。对于长期从事体力劳动、患有神经衰弱、高血压病的人来说，可谓"益莫大焉"。

 宜常练书画

　　书画疗法的降压作用主要与书画疗法可以调节情绪、疏肝理气、平肝潜阳有密切关系。当人们挥毫之时或潜心欣赏书画时，杂念被逐渐排除，可以使郁结的肝气得以疏解，上亢的肝阳

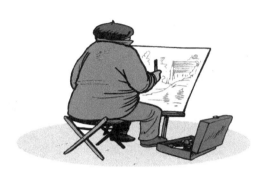

得以下降，上升的血压得以降低。有人将经常练习书画者与初学书画者进行对照观察，结果两组血压均有不同程度的下降，但经常练习书画者的降压程度明显优于初学书画者。

温馨小贴士

　　高血压病患者进行书画练习没有严格的禁忌证，只需注意每次练习书画的时间不宜过长，以 30~60 分钟为宜，不宜操之过急。绘画时要注意自己的心情，若情绪不良时不必勉强，劳累之时或病后体虚，不必强打精神。本已气虚，再耗气伤身，会加重身体负担，不易恢复。饭

后不宜立即写字作画，饭后伏案会使食物壅滞胃肠，不利于食物的消化吸收。

宜舞蹈运动

舞蹈运动适合于Ⅰ期、Ⅱ期高血压病患者。舞蹈运动是城乡居民颇为喜爱的一种运动。中国民间舞蹈运动有秧歌舞、绸舞、剑舞、龙舞、狮子舞、高跷及腰鼓舞等，这些集体舞蹈除了用于各种节日庆祝活动外，多具有舞蹈健身的意义，能促进身心功能康复等作用。高血压病患者应根据自身病情和兴趣而有所选择。此类运动有利于高血压病患者情绪安定、心情舒畅，并能缓解工作和生活中的紧张、焦虑和激动

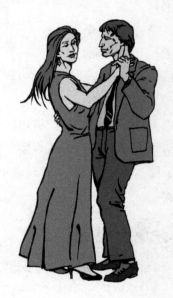

情绪，使大脑皮质、血管运动中枢等功能失调得以缓解，促使高血压病患者处于紧张状态的全身小动脉得以舒张，从而有利于血压下降。

高血压病患者进行舞蹈运动的时间要有所控制，宜每日 1~3 次，每次 30~60 分钟。运动量不宜过大，应注意循序渐进，量力而行，否则会使血压上升。此外，年老体弱者不宜选用动作过大和节奏过强的舞蹈。

高血压病患者娱乐的宜忌

高血压病患者的娱乐疗法应本着自愿参加的原则，若迫使患者参加其不感兴趣甚至厌恶的娱乐活动，则会适得其反；娱乐活动要因人而异，要考虑到患者的不同经历、性格特点、爱好和病情，给患者选择较合适的娱乐方式；内容应健康、活泼、积极向上。另外，高血压病患者娱乐还应注意以下几点。

忌过多聚会

高血压病患者在参加聚会、联欢时，往往由于情绪激动，交感神经兴奋，儿茶酚胺分泌增多，使心脏活动加强，血压增高，心脏做功增加，心肌耗氧量增加，这种情况有诱发心绞痛、心肌梗死之可能。有的患者由于血压骤升，可诱发脑血管意外。生活实践也证实，节假日里，亲朋好友相聚，脑血管意外发病者明显增加。总之，高血压病患者遇到各种聚会、联欢时，先要分析对血压有无不利影响，再决定是否参与。如果活动可能对血压产生较大的影响，就要设法婉言谢绝，不予参加。

忌观看刺激性强的比赛

生活中，经常有重度高血压病患者因观看一场精彩激烈的球赛致过度兴奋而猝死的例证。具体来说，高血压病患者应该从以下几个方面加以注意：第一，对于血压较高的Ⅱ、Ⅲ期患者，一般不宜参加观看各种刺激性强的精彩比赛活动；第二，必须参加时，最好在平时服药的基础上适当增加服药次数及剂量，如平时服用副作用小的西药或中西医结合复方制剂，外出参加活动时可加服硝苯地平，或者适当加服安定等镇静药；第三，要学会不论在任何场合下，都能保持稳定而乐观的情绪；第四，随身携带急救药品，并有同事或亲友伴随；第五，活动时间不宜过长。

高血压病患者娱乐宜选择环境

现在，KTV 等已是人们普遍的娱乐活动，特别是节日期间，许多人通宵或长时间地唱歌、跳舞。此时，有的人就会出现头昏、头痛、眼花、记忆力减退、肢体麻木等症状。这说明嘈杂的娱乐环境会使人体免疫功能下降，平衡失调，乐极伤身。经常处在烟雾缭绕、空气污浊的娱乐场所，还容易引起呼吸系统的疾病。平时有高血压病、动脉硬化等疾病的患者，在这样的环境中玩乐易促使血压升高，甚至发生猝死。对于出游娱乐的老年人，当面对景点惊险刺激的娱乐设施时，千万要慎重而行，避免去做危险性的尝试。

温馨小贴士

　　高血压病患者登山娱乐首先要量力而行，安全第一。衣着要宽松，不宜穿短衣短裤；鞋子要防滑束脚；身体不适及雨雪天气时不要登山；要选择安全的登山路线，尽量按原路下山，不要有探险的心理而另辟蹊径；途中遇雷雨，应注意防雷击；手机要充足电，以备急用。其次是掌握方法，不能急于求成。步伐要均匀，不能忽快忽慢；步幅要适度，根据呼吸频率进行调节，以保持均匀和深度呼吸为宜；休息次数应逐步减少，且休息时间不宜过长。最后，就是贵在坚持，不可轻言放弃。经常到山里走一走，收获一定丰盛。

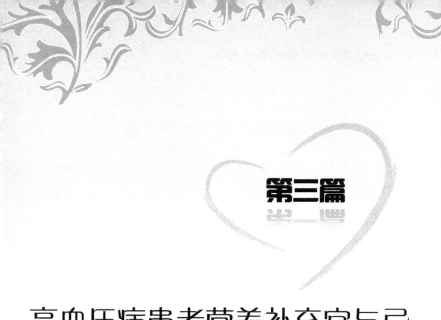

第三篇

高血压病患者营养补充宜与忌

保持高血压病患者的营养素平衡

　　膳食平衡宝塔是科学饮食的总结，旨在使体内的营养素保持动态的平衡。那么高血压病患者该如何对待膳食平衡宝塔呢？膳食平衡宝塔建议的各类食物摄入量是一个平均值和比例，每日各类食物的比例也应基本同膳食宝塔一致。当然，日常生活中没有必要样样照着宝塔推荐量吃，如不必每日吃 50 克鱼，可以每周吃 2~3 次，重要的是一定要遵循宝塔各层各类食物的大体比例，同类互换，调配丰富多彩的膳食，合理分配三餐食量，养成习惯，长期坚持。

　　高血压病患者的饮食要保持营养素的平衡，还要坚持三高、五低。三高指食物要高新鲜度、高纤维素、高蛋白质。食物要新鲜，不吃变质或存放过久、质量下降的食物；每日摄入的食物纤维素不低于 16 克；高蛋白食物可以是动物性的，也可以是植物性的，每日摄入总量为体重的 0.8%，即体重 60 千克的人需要蛋白质至少不低于 50 克。五低指低糖分、低盐分、低脂肪、低胆固醇、低刺激性。少吃不含基本营养素的游离糖；每日摄入盐一般控制在 6 克以下；脂肪摄取总量不超过膳食总热量的 15%~30%，这对防止肥胖症、高脂血症、冠心病和某些癌症有重要意义，尤其对那些已有肥胖症状的人更为重要；胆固醇的摄取量每日不超过 300 克，中、老年人尽量少吃动物脑及内脏等含胆固醇较高的食物。

高血压病患者宜补的维生素

维生素是人体不可缺少的一种营养素，是"维持生命的营养素"。从基本的生物化学概念看来，它们是这样的一类有机物：在人体内的含量很小，但生理作用很大，因为它们参与人体物质与能量代谢，调节广泛的生理与生化过程，从而维持了人体正常的生理活动。因此，有人把维生素称为"生命催化剂"。但它与我们熟悉的三大营养物质（蛋白质、脂肪、糖类）不同，其本身既不是构成人体组织器官的原料，也不能为人体提供能量，它主要参与人体内的生理调节过程。目前被公认的人体必需的维生素有 14 种，这些维生素的结构复杂，理化性质和生理功能各不相同。

 ## 宜补维生素 P

维生素 P 是黄酮类化合物，具有降低毛细血管通透性，防止毛细血管破裂和增强人体细胞间黏着力的作用，从而达到降低血压的目的。因为茄子中的维生素 P 含量最为丰富，所以食用茄子是降血压的好方法之一。另外茄子在小肠内分解的产物，可与过多的胆固醇结合在一起随大便排出体外，因而具有降低血中胆固醇的功效，有助于防止高血压病的发生。

宜补维生素E

有的人为了预防动脉硬化、高血压病，经常服用维生素E，但大多数的人不知此法到底是否可行。正确的回答是，可行的。有科研人员指出，连续服用适量维生素E至少3年，可以有效预防动脉硬化，因为血管硬化是体内脂肪被氧化产生过氧化脂质附着于血管壁造成的，而维生素E既可防止形成过氧化脂质，又可以防止血中的胆固醇附着于血管壁。也有资料说，给动脉硬化症患者服用适量维生素E，经过一段时间后头痛、失眠、眩晕、耳鸣等症状会减轻，血压下降，血脂胆固醇下降。

宜补维生素C和泛酸

维生素C为细胞间质胶原合成的重要因子，故能强化细胞，促使胆固醇的转化，不让胆固醇附着，能延缓动脉硬化的形成，也有增加高密度脂蛋白胆固醇的功能。

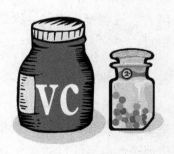

另外，在适量补充维生素 C 的同时，适量补充泛酸对预防动脉硬化有好处，因为泛酸是脂肪代谢的必要维生素。维生素 C 还具有抗氧化作用，能够对付体内的自由基，其原理可能是通过保障体内能舒张血管的一氧化氮的供应，使血压降低，但是不能完全恢复。

高血压病患者补矿物质宜忌

矿物质实际上是指无机元素，人体内含量较多（大于5克）。每日需要 100 毫克以上的元素，为常量元素，如钙、磷、钾、钠、氯、镁等；而人体内含量甚微，每日需要量仅为微克或毫克者的，称为微量元素，包括铁、碘、铜、锌、锰、钴、钼、硒、铬、氟等。许多流行病学调查和临床观察的结果表明，在导致和影响血压升高的众多因素中，膳食中的微量元素是非常重要的。也就是说，通过改善膳食中微量元素的摄取，确实可以预防高血压病的发生，并能帮助高血压病患者控制血压。主要应予调补的元素有以下几种。

宜补钙、补镁

医学研究证实，补钙、补镁能使血压下降。有些患者可不用任何药物，只提高钙的摄取量，就能控制血压。这提醒高血压病患者，降压效果不好时，通过补钙（并减少钠盐的摄取量）常可提高治疗功效。患有妊娠高血压的人，若能注意经常补钙、镁，能使其症状逐渐缓解下来。

宜补钾

钾是维持人体生命活动不可缺少的矿物元素，它具有保持机体碱性、加快新陈代谢、排泄体内多余盐分的作用。钾对人体神经脉冲的传递，细胞营养的吸收，维持正常的血压，保持肌肉、血管的弹性，以及维护心血管健康均有特殊的意义。最新研究表明，适当补充钾可以降低过高的血压。钾与血压的升高呈负相关关系，也就是说从食物中摄入的钾、钙越高，血压越不容易升高。而实践也证实，具有降压作用的芹菜、洋葱、土豆、海带、香蕉等，都是富含钾、钙等营养素的食物。

宜补锰

美国人的动脉硬化发生率比亚洲人和非洲人高，原因固然不少，但美国人的动脉内锰含量较低可能是重要的因素之一。而实验证明，锰能改善动脉粥样硬化者的脂类代谢，防止进一步硬化，可见缺锰与动脉粥样硬化有着密切的关系。但是人们发现，心肌梗死时，血清锰浓度明显升高，而且非常敏感。据此，测定血锰的含量可以作为心肌梗死的辅助诊断方法。锰还与造血系统有密切关系，各种贫血

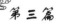

病患者血液中锰含量大都较低；缺锰可以引起骨骼畸形，还可以导致癫痫病。尽管缺锰可以引起多种疾病，倘若长期和锰接触而使体内锰含量过高也是不利于健康的，会发生锰中毒，损害中枢神经。

高血压病患者饮水的宜忌

水与中老年人心血管健康有密切的关系。如果长期缺水，人体各种脏器的代谢和功能都将出现衰退，尤其是心血管系统功能的衰退更明显。首先，体内长期缺水，血量减少，血流速减慢，血液黏稠度增加，容易形成血栓。特别是心脏、大脑供血量不足时，引起供氧不足，容易出现心脏、大脑缺氧而导致心肌功能下降、脑卒中。其次，缺水会造成血液循环功能降低，使机体的排泄功能减退，体内代谢产物堆积，容易使机体发生中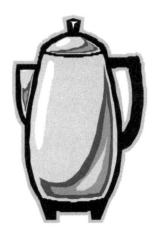毒。当机体内环境的平衡稳定被破坏时，就会引起多种疾病，加快机体的全面衰退。所以对于高血压病患者而言，科学补水是一门必修的学问。

高血压病患者宜喝硬水

生活中肉眼看起来一览无余的水，其实是含有许多物质的。这些可溶解性物质含量的高低，与心血管病的发病率有一定的关系。一般认为，人们喝含可溶解性固体高的水，死于高血压病、癌症和慢性病的概率，比喝含可溶解性固体低的水要少些。可溶解性固体是用来度量饮水中所有矿物质的，它不仅包括钙和镁，也包括锌、铜、铬、硒等。一般水硬的地区，水中可溶解性固体的含量比较高。国外相关调查发现，软水地区居民的心血管病死亡率比硬水地区高 10%~15%。在美国，有人研究了分布于 3 个不同地区的 4200 位成年人，发现硬水地区高血压病的死亡率低于软水地区。因此可以说，水的硬度与高血压病的发病率有确定的、清楚的关系。为了预防高血压病，科学家建议多饮用硬度高的水。

高血压病患者睡前宜补水

许多高血压病患者因为不愿夜间起床小便，所以有意在晚餐时不喝汤，或晚餐后不喝水。其实老年人膀胱萎缩，容量减少，不饮水照样要起床排尿。专家研究发现，睡前不饮水可导致血浆浓缩、血液黏稠度升高，从而促进体内血栓形成。所以专家建议，老年人或患心脑血管缺血性疾病的人，睡前饮一杯水，这样有助于预防致死性梗死。

 高血压病患者夜间宜补水

高血压病患者大都有不同程度的动脉粥样硬化等心血管疾病，而夜间缺水会使血液黏稠度升高，血小板凝聚力增大，使原来就有粥样硬化的血管更易产生栓塞。当栓子脱落阻塞在脑动脉时，便会发生缺血性卒中。日本学者对男性老年人进行分组研究，一组半夜起来喝 250 毫升白开水，另一组一觉睡到天亮，然后分别测定他们的血液黏稠度。结果发现，喝水的一组人的血液黏稠度明显降低。因为补水有助于降低血液黏稠度，所以建议高血压病患者在夜间喝一杯白开水，可有效预防缺血性卒中的发生。

 高血压病患者起床后宜补水

高血压病患者早晨起床后，首先饮一杯水（200 毫升左右），可及时稀释过稠的血液，促进血液流动，可有效预防脑血栓、心肌梗死等疾患的发生。当天气炎热或饮食过咸时，更应多喝些水，这既可补充流失的水分，也可将体内的废物及时排出体外，防止体内环境酸性化而损害身体健康。

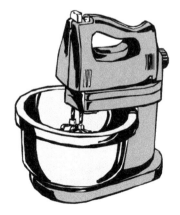

高血压病患者宜喝磁化水

磁化水是通过模拟地球磁场剧变而提高水的能态制成的水。它通过磁场的能量来打破长链水分子团，提高水的活性和能态以及水对营养素的输送能力。据医学文献报道，磁化水对一些慢性病有较好的防治作用，长期饮用磁化水对甲状腺功能失调、高血压病等数十种棘手的病症有较为明显的医疗作用。这种水还有软化心、脑血管，防治胆、肾结石的作用。

温馨小贴士

磁化水为什么具有防治高血压病的妙用呢? 这是一个至今尚未揭开的科学之谜。一些科学家认为，磁化水之所以能防治许多疾病，是因为人体本身就是一个磁体，其中氢一端带正电荷，氧一端带负电荷，根据正负相吸原理，许多水分子就会首尾相吸，形成庞大的"分子团"，这种大分子团会减弱水分子的生物活性。在未经处理的普通水中，这种大分子团较多。但普通水经过磁场作用后，冲破了原先聚合的大分子团，使它们变成了许多单个有活性的小分子团。

高血压病患者喝水忌过热过凉

高血压病患者喝水时，水温不可过热或是过凉。水温太热除了容易使消化道黏膜受损外，还会加快血液循环，从而加重心脏负担。太凉的水易使胃肠道血管受刺激而收缩，反射引起心脑血管收缩造成心脑供血不足。

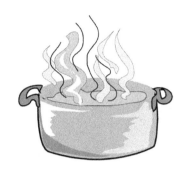

高血压病患者忌喝盐水

近来流行一种说法，早晨喝淡盐水有利于身体健康。于是有的高血压病患者晨起也喝淡盐水。医学专家指出，这种做法是错误的。喝淡盐水有利于健康不假，尤其是对于夏天人体大量出汗后补充水分是必要的，但高血压病患者晨起喝淡盐水非但无益，反而还是一个危害健康的错误做法。早晨起床时，血液已呈浓缩状态，此时如饮一定量的白开水，可很快使血液得到稀释，纠正夜间的高渗性脱水。而喝盐水则反而会加重高渗性脱水，令人倍加口干。何况，早晨是人体血压的第一个高峰，喝盐水会使血压更高。这对正常人也是有害的，对血压高的患者来说就更加危险。

高血压病患者忌一次喝水过多

高血压病患者如果一次喝太多的水，可能会出现血压升高、头晕、恶心、呕吐等一系列症状。为此，医学专家告诫高血压病患者，每次喝水别太多，尤其是纯净水。一次喝太多的水，水分会快速进入血液，使血压升高，同时，血液中的水分还会快速进入体细胞。如果脑血管里过多的水分进入了脑细胞，会引起颅内压增高，有可能出现头晕、恶心、呕吐等症状，即发生"水中毒"。

 # 高血压病患者食用脂类宜忌

脂类是脂肪、类脂的总称。我们在饮食中摄取的脂肪，其实包括油和脂两类。一般把常温下是液体的称为油，如菜籽油、大豆油、花生油等，而把常温下是固体的称为脂，如羊油、牛油、猪油等。并不是所有植物脂肪都是油，如椰子油就是脂；并不是所有动物脂肪都是脂，如鱼油便是油。在结构上，脂肪是由甘油和脂肪酸组成的三酰甘油，其中甘油的分子比较简单，而脂肪酸的种类和长短却不相同。因此，脂肪的性质和特点主要取决于脂肪酸。不同食物中的脂肪所含有的脂肪酸种类和含量不一样。自然界有 40 多种脂肪酸，因而生成三酰甘油可有不同的排列组合，从而有多种形式的脂肪。脂肪无所谓有益和无益，只要适量吸取，所有养分都是人体需要的。

 高血压病患者宜服用卵磷脂

卵磷脂是近年新兴的保健品。它被称为血管的"清道夫"，具有乳化分解油脂的作用，可增进血液循环，改善血清脂质，清除过氧化物，使血液中的胆固醇及中性脂肪含量降低，减少脂肪在血管内壁的滞留时间，促进粥样硬化斑的消散，防止由胆固醇引起的血管内膜损伤。同时，卵磷脂对高血压和高胆固醇具有显著的功效，可预防和治疗动脉硬化。20世纪60年代，营养学家在进一步的研究中证实，卵磷脂对高血压病患者健康有积极作用。营养学家也指出，卵磷脂作为一种功能性的健康食品，虽然不能立即见效，但有全面、长远、稳定的效果，同时又没有药物的副作用，适合于高血压病患者使用。

 高血压病患者宜服用鱼油

深海鱼油的主要成分是DHA（二十碳五烯酸）和EPA（二十二碳六烯酸），它们均为多元不饱和脂肪酸，参与人体内的新陈代谢，是大脑神经细胞及人体防御系统的重要组成部分，具有健脑益智、延缓衰老的功效，降低胆固醇、预防心血管疾病的功能；预防血栓形成；预防动脉硬化和高血压；降低血液黏稠度，促进血液循环，消除疲劳，缓解痛风和风湿性关节炎。爱斯基摩人生活在北极，他们常年吃的是鱼肉和鱼油，据说他们的胆固醇都不高，而且患高血压病、冠心病的也极少。所以患有高血压病的患者可以适当服用深海鱼油。

🌳 高血压病患者宜食用植物性脂肪

膳食中的脂肪能溶解胆固醇，促进人体对胆固醇的吸收，从而使血中胆固醇浓度增加。国内外的研究结果表明，膳食中脂肪摄入量较高地区的人们血脂水平及高血压病发病率和死亡率都较高，反之，则较低。但脂肪种类对血脂的影响比数量更为重要。猪油等动物性脂肪大多含有大量饱和脂肪酸，可使血脂明显升高；而植物性脂肪和鱼油（动物性脂肪中的一个例外）却含大量不饱和脂肪酸，能降低血胆固醇水平。事实也证明膳食脂肪中动物性脂肪比例低的人高血压病发病率相对较低，吃鱼较多的日本人发病率也低。因此，少吃猪油牛油，适当多吃植物油，有利于降低血胆固醇水平，防治高血压病。

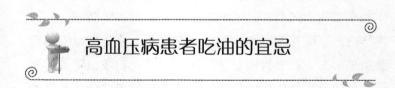

高血压病患者吃油的宜忌

食用脂肪，可分植物性与动物性两大类，具有改善食物味道，提供大量热能及脂溶性维生素和必需脂肪酸的作用。动物性脂肪主要为饱和脂肪酸且含有一定量的胆固醇，可使患者血脂增高。植物性脂肪中含有大量的不饱和脂肪酸，不含有胆固醇，有改善血脂的作用。故通常情况下，高血压病患者烹调应多选择植物油，且用量应控制在每日25克以内；过量则不利于减轻体重，并能造成血管内皮损伤。动物性食品特别是畜禽类食品含有丰富的脂肪和胆固醇，患者不宜过多食用。鱼类含胆固醇少，且鱼油中含有丰富的不饱和脂肪酸，有防止动脉粥样硬化作用，故不必严格限制。

🌳 高血压病患者宜吃橄榄油

在植物油类中，营养和健康价值较高的是橄榄油。因为橄榄油与其他植物食用油相比，含有丰富的不饱和脂肪酸，易被人体消化吸收，又不易氧化沉积在人体血管壁等部位，能减少心血管疾病的发生。橄榄油中的油酸还能维持"高密度脂蛋白"的平衡浓度，以保证将肝外细胞释放的胆固醇转运到肝脏，防止胆固醇在血中和组织中聚积。橄榄油中还含有丰富的维生素A、维生素D、维生素E、维生素F、维生素K和胡萝卜素等脂溶性维生素及抗氧化物等多种成分，且不含胆固醇，因而人体消化吸收率很高。有资料显示，在膳食中添加橄榄油确实有降血压的作用。经常食用橄榄油还会降低心脏收缩压和舒张压。

高血压病患者宜吃花生油

花生油淡黄透明，色泽清亮，气味芬芳，滋味可口，容易消化，是人们经常使用的食用油。花生油含不饱和脂肪酸 80% 以上（其中含油酸 41.2%，亚油酸 37.6%），另外还含有软脂酸、硬脂酸和花生酸等饱和脂肪酸 19.9%。高血压病患者常食用花生油，可使人体内胆固醇分解为胆汁酸并排出体外，从而降低血浆中胆固醇的含量。另外，花生油中还含有磷脂、维生素 E、胆碱等对人体有益的物质，经常食用可以防止皮肤皲裂老化，保护血管壁，防止血栓形成，有助于预防动脉硬化、高血压病和冠心病。花生油中的胆碱还可改善人脑的记忆力，延缓脑功能衰退。但需要指出的是，虽然食用花生油有许多好处，但是花生油非常油腻，夏天食用容易上火，所以营养学家主张高血压病患者夏天不宜食用花生油。

高血压病患者宜吃油茶籽油

油茶籽油，是我国特产油脂，也是一种富含人体必需脂肪酸及多种维生素的高级植物油，是茶籽仁经过压榨或浸出所制得的油脂。其营养丰富，清澈明亮，是烹饪、煎炸、凉拌等多种风味菜肴之首选食用油。经常食用油茶籽油能改变食用单一油类所造成的营养不均，能较充分地平衡人体营养，有利身体健康。油茶籽油含油酸和亚油酸的含量高达 90%，其中油酸的含量达 80% 以上。由于它的脂肪酸组成可与橄榄油媲美,加之油脂稳定性强、不易氧化等特点,所以素有"东方橄榄油"的美称。长期食用有利于防止血管硬化、高血压病和肥胖病。

高血压病患者宜吃红花籽油

红花是贵重的中药材之一,有活血、通经、逐瘀、止痛之功效。红花籽既可作为油料制取食用油,又可医用。红花籽油的亚油酸含量是所有已知植物油中含量最高的,被营养界公认为"亚油酸王"。红花籽油很容易被人体所吸收,它本身不含胆固醇,而且其脂肪酸组成是以油酸和亚油酸为主的不饱和脂肪酸,还含有丰富的维生素 E 等。世界卫生组织的调查结果表明,以红花籽油为主要食用油的人群,心血管系统疾病发病率很低。实践也证实,红花籽油对于降血压、抗衰老、抗不育和降低血胆固醇等有一定效果。因此,红花籽油已成为心血管疾病患者理想的食用油。另外,因为红花籽油在加工提取过程中未进行化学处理,天然成分未被破坏,所以它是新世纪健康人群很理想的烹调用油,也是迄今为止,油脂中最有益于人体健康的食用油之一。

高血压病患者忌吃菜籽油

国内外不少心血管专家对心脏病患者的调查表明,高血压病、心脏病患者不可多吃菜籽油,因为菜籽油中含有

40%的芥酸。对于正常人，芥酸并不可怕，但对于心血管病患者可造成"心肌脂肪沉积"现象，直接危害身体健康。所以，患有各类心脏病，尤其是冠心病、高血压病的患者在日常食用油时，应尽量少吃或不吃菜籽油。这也是联合国粮农组织及世界卫生组织已对菜籽油中芥酸含量做出限量的原因。

高血压病患者忌吃油过量

食用油属于脂肪类物质，吃少了有损健康，吃多了同样有损健康。据调查，许多城镇居民炒菜时不注意用油量，盲目追求口味，大量地放油，烹饪出的菜肴几乎全部浸在油中，因此有相当多的人的每日食用油超量。中国营养协会调查表明，目前全国人均年食用植物油占有量已达15千克，折算后平均每人每日消费食用植物油41克，远远高出中国营养学会推荐的每人每日25克的建议消费量。所以说目前我国国民吃油过量是普遍的事实，尤其是城镇居民平均吃油过量是客观存在的。所以，高血压病患者在生活中必须对油脂的摄入量严加控制，以从根本上保证自身体质的健康。

高血压病患者不宜禁吃动物油

经过多年的营养宣传，城市居民多数人已较少摄入动物性脂肪，一般多以植物油为主，但有的人又走向另一个极端，即绝对不吃动物油（鱼油除外）。事实上，动物油主要含饱和脂肪酸，但绝对不吃动物油是误区。目前营养学家对饱和脂肪有新的认识，认为饱和脂肪酸不是完全不能吃，只是不宜过多，完全不吃饱和脂肪酸对身体也无益。动物油含饱和性脂肪酸，虽易导致动脉硬化，但它又含有对心血管有益的多烯酸、脂蛋白等，有改善颅内动脉营养与结构、抗高血压和预防脑卒中的作用。猪油等动物性脂肪还具有构成人体饱腹感、保护皮肤与维持体温，保护和固定脏器等功能。

 ## 高血压病患者食用糖类宜忌

　　糖的概念有广义和狭义之分。广义的糖是指由碳、氢、氧三种元素组成的碳水化合物。除多糖的纤维素和果胶不能被人体吸收外，其余的均可被吸收，包括有甜味的糖和没有甜味的淀粉，平常我们吃的主食如馒头、米饭、面包等都属于广义的糖类物质；狭义的糖是指精制后的白糖、红糖、冰糖和糖浆等。在营养学上，广义的糖和蛋白质、脂肪一起被称为人体最主要的三大营养素。糖不可以多吃，尤其是心、脑血管病患者或老年人。我国居民的饮食结构是以米、面为主食，这类食物中含有大量淀粉，是人体糖类营养素的主要来源，这些淀粉经消化以后即可转化为人体需要的葡萄糖。

 高血压病患者宜吃大豆低聚糖

大豆低聚糖是近年来新兴的保健品。科学实验证实，大豆低聚糖是人体肠内双歧杆菌的食物，而双歧杆菌对于人体有着许多重要的有益作用，正在日益受到人们的重视。现代医学认为，血清胆固醇水平的降低与肠道内微生物菌群平衡有密切关系。肠内有益菌双歧杆菌通过抑制肠道内腐败菌的生长，减少有毒物质的生成而保护肝脏；通过影响酶的活性控制胆固醇的合成，从而降低血清胆固醇的含量。

另外，吃大豆低聚糖有降低血压的作用。科学家曾做过这样一个实验，让高脂血症患者每日摄入 11.5 克低聚糖，持续 5 周后，这些患者舒张压平均下降 5.9 mmHg，空腹时的血糖值也有所降低，但不很明显。研究还表明，一个人舒张压的高低与肠道中的双歧杆菌在肠道总细菌中所占比例有密切的关系，双歧杆菌占的比例越高，舒张压越低。医学实验还显示，高血压病患者如能使肠内双歧杆菌增殖，其血压就会降低。

 高血压病患者忌食纤维素少的食物

20 世纪 70 年代以前的营养学中没有"膳食纤维"这个词，而只有"粗纤维"。粗纤维曾被认为是对人体不起营养作用的一种非营养成分。然而通过近40多年来的研究，人们发现并认识到这种"非营养素"与人体健康密切相关，它在预防人体的某些疾病方面起着重要作用；同时也认识到这种"非营养素"的概念已不适用，因而将"粗纤维"一词废弃，改为"膳食纤维"。

　　膳食纤维属于糖类物质的范畴。医学研究发现，食物中的纤维素具有一定的溶水性，能增加粪便的体积和重量，加快肠胃蠕动，促使排便，清除体内垃圾；能吸附胆酸，减少胆固醇的合成。当人们出现便秘、动脉硬化、高血压等症状和疾病时，应注意增加膳食纤维素的摄入。营养学家推荐，高血压病患者膳食纤维素的摄入标准为每人每日30克。新鲜水果和蔬菜中含有膳食纤维。每2240克苹果，或2250克香蕉，或2100克芹菜，或4000克番茄，或4300克白菜中含有30克膳食纤维。

高血压病患者食用蛋白质宜忌

　　蛋白质是生命活动最重要的物质基础，从每个细胞的组成到人体的构造，从生长发育到受损组织的修复，从新陈代谢到酶、免疫机制及激素的构成，从保持人的生命力到推迟衰老、延年益寿都离不开蛋白质。近年来，国内外学者对蛋白质的摄入与高血压的关系进行了深入研究，结果表明，多摄入优质蛋白质能使高血压病的发病率下降。

高血压病患者宜食优质动物蛋白

优质动物蛋白预防高血压病的机制，可能是通过促进钠的排泄，保护血管壁，或通过氨基酸参与血压的调节（如影响神经递质或交感神经兴奋性）而发挥作用。因此，在日常生活中，一味以强调素食来预防高血压病是不可取的。我们在饮食中应适当地选择动物蛋白，如鸡、鸭、鱼、牛奶等，尤其是优质鱼必不可少。不同来源的蛋白质对血压的影响不同，某些蛋白质可使高血压病和脑卒中的发病率降低，如酪氨酸有降低血压的功效。

日本近年来脑血管病死亡率明显下降，据认为，这与日本人膳食中肉、蛋、奶等动物蛋白增高有关。一些沿海地区渔民长期海上作业，精神高度紧张，睡眠时间少，吸烟、饮酒普遍量大，盐的摄入量也高，虽然存在许多高血压病的危险因素，可是渔民的高血压病发病率都比较低，冠心病和脑血管病的发病率也较低，专家们认为这与膳食中优质动物蛋白多以及不饱和脂肪酸高有关。

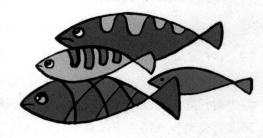

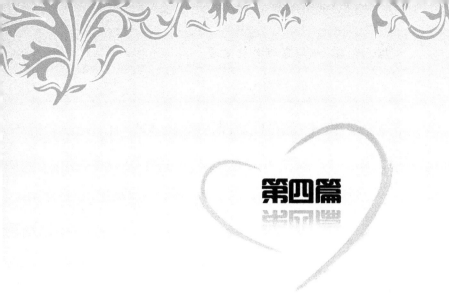

第四篇

高血压病患者饮食宜与忌

宜于高血压病患者的食物

在中医药理论中，"药"与"食"本是同源的，许多食物本身也是药物。所谓"大毒治病，十去其六；常毒治病，十去其七；小毒治病，十去其八；无毒治病，十去其九。"食物无毒，用以疗疾可达到理想的疗效。需要说明的是，食物虽然能够在一定程度上控制血压，但对于高血压病患者来说，单纯使用食物治疗是不行的，要以药物为主、食疗为辅的结合治疗方法，才能起到明显的疗效。另外，选择降压食物时，没必要吃得过多，关键在于长期食用。因为某种食物摄入过多，必然会影响其他食物的摄入。只有广泛摄取食物，避免偏食，才能获得合理营养。这是保证健康最基本的要求。

高血压病患者宜常吃西瓜

中医认为西瓜具有清暑、解渴、利尿的功效。医学研究证明：西瓜汁含有蛋白酶，可把不溶性蛋白质转变为可溶性蛋白质，所含糖苷具有降

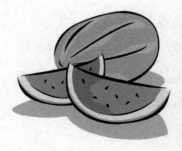

低血压的作用。西瓜皮（又叫西瓜翠衣）性味甘凉，有促进人体新陈代谢、减少胆固醇沉积、软化及扩张血管的功能。民间也常用西瓜治疗高血压病的验方，如西瓜翠衣、草决明子各 9 克治高血压病。凡高血压病、心血管病患者，在西瓜应市期间，最好每日食之，尤其在炎热的天气，可以西瓜代茶，持续食用，疗效自显。需要注意的是，西瓜虽有消暑解渴、治疗多种疾病之功效，但也不可一次吃得过多，以免损伤脾胃。

高血压病患者宜常吃西红柿

　　西红柿原产在南美洲茂密的森林里。那时，当地人一直怀疑它有毒，既不敢碰它，也不敢吃，还给它起了个吓人的名字——"狼桃"。直到 18 世纪，法国的一位画家抱着献身的精神，决心对它尝试一下。据记载，他在吃西红柿之前就穿好了入殓的衣服，吃完以后就躺在床上等着上帝的召见。结果，这

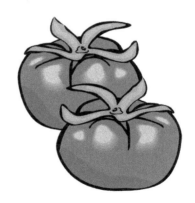

位画家不仅没死，而且没有任何不适。后来分析鉴定发现，西红柿含有多种维生素，营养丰富。于是，西红柿名声大扬，广为传播，也传入了中国。

西红柿有显著的止血、降压、降低胆固醇作用，可以阻止人体动脉硬化，防治冠心病、高血压病，还可以治疗多种疾病。西红柿中的尼克酸能维持胃液的正常分泌，促进红细胞的形成，有利于保持血管壁的弹性，所以众多营养学家皆主张高血压病患者食用西红柿防治动脉硬化。另外西红柿还含有一种叫果胶的食物纤维，有预防便秘的作用，这一点对于高血压病患者也尤为重要。民间的具体食疗方法：每日早晨生吃鲜西红柿 1 个，15 日为 1 个疗程，对辅助治疗高血压病、眼底出血有一定的疗效。

🌳 高血压病患者宜常吃海带

海带被喻为人体肠道中的"清道夫"。过去人们只是认为海带含碘量高，对因缺碘而致的甲状腺肿及克汀病有效。目前已发现海带还含有其他药用价值。现代药理研究证实：海带中的褐藻氨酸有降压作用，其所含的大量不饱和脂肪酸，能清除附着在血管壁上的胆固醇；海带中的膳食纤维，能调顺肠胃、促进胆固醇排泄、控制胆固醇的吸收，可有效地防止便秘的发生。海带中的钙也有助于减少胆固醇的吸收，从而降低血压。

🌳 高血压病患者宜常吃芹菜

芹菜是一种具有特殊味道的蔬菜，它不仅是一种家常蔬菜，同时还有一定的药理作用，具有降压、安神、镇静

的功效，对于治疗
高血压病具有一定
疗效。通常人们只
是食用它的茎部，
而把叶子和根都丢
掉。其实芹菜的根、
茎、叶和籽都可以

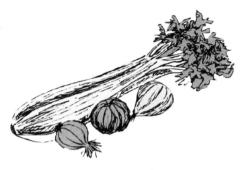

当药用，故有人将其称为"厨房里的药物"，还有的人将
其称为"药芹"。它含有丰富的维生素和食物纤维，有降
低血清胆固醇、促进体内废物的排泄、净化血液等作用。
因为芹菜的钙磷含量较高，所以具有一定地镇静和保护血
管的作用。常吃芹菜，尤其是吃芹菜叶，对预防高血压、
动脉硬化等都十分有益，有辅助治疗的作用。

高血压病患者宜常吃马兰头

在江南的早春市场上，马兰头是经常出现的一种报春
佳蔬。江南人喜爱马兰头，不光是为时令尝鲜，更重要的
是它具有治病的功效。马兰头营养丰富，鲜马兰头中含有
丰富的蛋白质、脂肪、碳水化合物、铁、钙、磷、钾，以
及维生素A、维生素C等。祖国医学认为：马兰头性凉味辛，
无毒，具有清热解毒、凉血止血、利尿消肿的功效，适用
于高血压病眼底出血、头部胀痛。因马兰头属野生佳蔬，
抗病虫性强，无需施肥料、农药，故不受农药污染，实乃

是高血压病患者难得的天然保健食物。具体方法：马兰头
30克，生地黄15克，煎水服用，每日2次，10日为一个
疗程。

🌳 高血压病患者宜常吃香菇

香菇是对人体健康最有益的食物之一，可调治体虚食
少、小便频数、小
儿体虚痘疹难出，
并能增强免疫功能。
动脉硬化、糖尿病、
肿瘤患者食之均有
益。因为香菇能降
低血脂，降低胆固
醇，所以对高血压

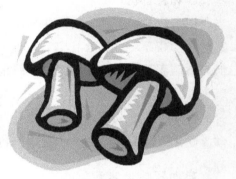

病伴高脂血患者尤为适用。香菇中含有有益于高血压病患
者的营养素，每百克香菇中，含蛋白质37克，磷415毫克，
钙124毫克，铁25.3毫克，还含有多种氨基酸和维生素，
对增强人体健康有明显功效。但也应注意，生活中毒菇易
与其混淆，食用时应仔细鉴别。民间应用香菇辅助治疗高
血压病的具体方法：香菇100克，水煎服，每次150毫升，
日服3次。

高血压病患者宜常吃木耳

木耳性味甘、平，有凉血止血、益气补虚、滋阴润肺、补脑强身、和血养容的功效。生于桑、槐、柳、楠、楮等朽树上者，淡褐色，形似人耳，故俗称黑木耳；另有白色者，生于桑树上，即白木耳，又叫银耳。它们均为滋补营养强壮性食品。黑木耳与白木耳所含成分相近，含蛋白质、脂肪、糖和钙、磷、铁等矿物质以及胡萝卜素、硫胺素、核黄素、尼克酸等维生素。黑木耳还含磷脂、甾醇等。此外，木耳中还含对人体有益的植物胶质，是一种天然的滋补剂。

干燥木耳用开水浸泡胖大，洗去泥沙，炒菜、煮羹，常食有滋补强壮、开胃益气的功效，对月经过多、大便出血、崩中漏下、痔疮出血、高血压、血管硬化、便秘等有防治效果。美国科学家实验证实，黑木耳能减少血液凝块，有防止动脉粥样硬化的作用。用清水浸泡黑木耳一夜后于笼屉上蒸1~2小时，再加入适量冰糖，每日服用可辅助治疗高血压病、血管硬化等；或木耳10克，糖少许，或加柿饼50克，同煮烂食之，能够辅助治疗高血压病。

 高血压病患者宜常吃生姜

生姜不仅是一种美味调味品，也是医疗保健佳品。姜有嫩、老之分，一般药用以老姜为佳。生姜、炮姜、干姜等作为药用，因加工不同，其功效各异。生姜辛温，有发汗、温胃、逐寒邪作用；炮姜性涩、温，有止血作用；干姜辛热，有温中散寒、除脾胃虚寒作用。科学家通过对生姜药用价值的不断研究发现，它还有抑制人体胆固醇合成及吸收的作用，可以防止血液凝集，从而在一定程度上防止高血压病的发生。但生姜不可一次食用过多，因姜中所含姜辣素经肾脏排出体外，会刺激肾脏，并可引起口干、喉痛、便秘等症状。姜因为保管不当会变质、腐烂，此时会产生一种危害肝细胞的黄樟素，损害肝脏。所以，变质、腐烂的姜不可食用。

高血压病患者宜常吃胡萝卜

胡萝卜原产于中亚，性味甘、平。元代以前传入我国后，各地广为栽培。因其颜色靓丽，脆嫩多汁，芳香甘甜而受到人们的喜爱。胡萝卜对人体具有多方面的保健功能。胡萝卜根含胡萝卜素，营养价值高，民间常将其作为食疗入药。胡萝卜内含槲皮素、山

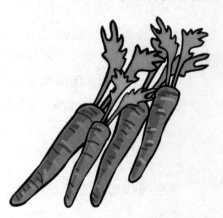

茶酚，可增加冠状动脉血流量，降低血压、血脂，促进肾上腺素合成，对高血压病有预防作用。胡萝卜素和维生素A是脂溶性物质，故胡萝卜不宜生吃，应用油炒熟或和肉

类一起炖煮后再食用，以利吸收。也不要过量食用，大量摄入胡萝卜素会令皮肤的色素产生变化，变成橙黄色。高血压病患者的具体食用方法：胡萝卜适量，绞取鲜汁，每次饮 120 毫升，每日 3 次。

高血压病患者宜常吃菠菜

菠菜被喻为清热通便的常青菜，富含蛋白质、纤维素、蔗糖、葡萄糖、果糖和维生素 B、维生素 C、维生素 D、维生素 K、维生素 P，可作为治疗高血压病的药用食物。据科研人员发现，高血压病患者饮用菠菜提取液后，发现具有"强力抗氧化活性效果"，可使其抗氧化能力提升 20%，这相当于摄取 1250 毫克的维生素 C。而抗氧化剂维生素 C 可防御机体细胞膜遭遇氧化破坏并可清除体内氧自由基等代谢"垃圾废物"，从而达到防范或减少由于内脏沉积"褐脂素"而导致脏器的退行性老化和血管硬化的作用，起到防治高血压病的目的。

温馨小贴士

临床医生提示：高血压病患者如果便秘、头痛、面赤、目眩时，可以将新鲜菠菜 250 克，用开水烫熟，用盐、油拌好，每日 2 次，连续服用 10 日，可起到一定的治疗作用。但需要注意的是菠菜含草酸较多，与含钙丰富的食物（如豆腐）共烹，可形成草酸钙，既不利于人体对食物

钙的吸收，又有害于胃肠消化，所以需要在加工前先用水
焯，以去掉草酸。另外肾病伴有高血压者、脾虚泄泻患者
不宜多食用菠菜。

高血压病患者宜常吃芥菜

中医认为芥菜能利尿除湿，因其性热，故还可温脾暖胃。
芥菜含有大量的维生素 C，是活性很强的还原物质，参与
机体重要的氧化还原过程，能增加大脑中氧含量，激发大
脑对氧的利用，有醒脑提神、解除疲劳的作用。芥菜其全
身可以入药，含有降低血压的有效成分。但腹泻者不宜多食；
病后初愈、体虚者应慎食；高血压病患者不宜食用盐淹芥
菜。高血压眼底出血，可以用芥菜花 15 克，墨旱莲 12 克，
用水煎服，每日 3 次， 15 日为一个疗程。

高血压病患者宜常吃苹果

苹果是高血压病和肾炎水肿患者的"健康之友"。锌
是与记忆力息息相关的
必不可少的元素，而苹
果含锌最多，对增强记
忆力有特殊作用，故苹
果有"记忆果"之称。

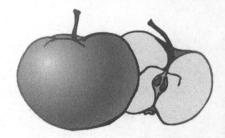

苹果能提高肝脏的解毒能力，降低血脂含量，减缓老年人动脉硬化过程，有效地预防高血压病和冠心病。苹果富含钾、纤维素和果酸，有利于体内钠和钙盐的排泄，因而也就能有效地防治高血压。除此之外，苹果还含有极为丰富的果胶，能降低血液中胆固醇的浓度，还具有防止脂肪聚焦的作用。有报告指出，每日吃一两个苹果的人，其血液中的胆固醇含量可降低 10% 以上。苹果中的这些成分皆有利于高血压病患者。

高血压病患者宜常吃茄子

茄子含有丰富的营养物质，含有多种维生素。常吃茄子，可使血液中胆固醇水平不致增高，并能提高微血管抵抗力，因而具有很好的保护心血管的功能。医生把以食用茄子降低胆固醇列为首选。因此，患高血压病或胆固醇

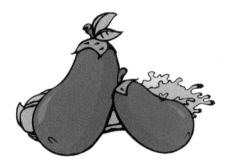

高者，经常吃些茄子，对健康十分有益。尤其是紫茄子富含维生素 P，可改善微血管脆性，防止小血管出血，对高血压、动脉硬化、咯血、紫斑及维生素 C 缺乏症患者均有一定的防治作用。但有慢性腹泻、消化不良者，不宜多食。

具体食疗方法：茄子1个，洗净后切开放在碗内，加油盐少许，隔水蒸熟食用，每日1次。此方对高血压病、便秘有一定的辅助治疗作用。

高血压病患者宜常吃香蕉

香蕉能为人体提供降低血压的钾离子，而能升压和损伤血管的钠离子含量很低。尿钾上升，血压下降，特别是在原发性高血压中，钾对血压的影响比钠离子更大，限钠增钾，对防治原发性高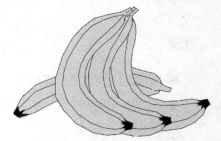血压及脑出血有明显针对性。国外科学家从香蕉中发现一种能抑制血压升高的物质——血管紧张素转化酶抑制物质。因此经常食用香蕉或香蕉皮50克，煎水服，对防治高血压病有益。但需要指出的是香蕉虽好，每日只能吃2个，多吃则不利于人体健康，尤其是脾胃虚寒的人。

高血压病患者宜常吃梨

梨，又叫快果，一向被认为是"百果之宗"。其中常见的有京白梨、大鸭梨、雪花梨、苹果梨等，目前在全国各地都有栽种，其共同特点是汁鲜味美，皮薄肉细，香脆适口，肉酥质丰，风味独特等，有清热、止咳化痰、生津润燥之功。中医所说肝阳上亢或肝火上炎型高血压病患者，经常食之，可起到滋阴清热、促使血压下降的作用，能够使头昏目眩减轻，耳鸣心悸好转。

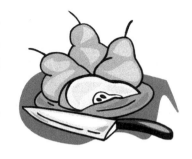

温馨小贴士

梨还有其他治疗作用。生梨加蜂蜜煮熟对咳嗽有良好的治疗效果；对结核病的痊愈可起到一定的促进作用；冰糖炖梨，可润肺、疗哮喘、润咽喉，对治疗慢性咽炎有一定的疗效。梨虽说甜而味美，但也不可多食，由于其性味寒凉，不适合脾胃虚寒的人食用。如果食用过多，不但对身体无益，还会使病情加重。对于患有便溏泄泻、脘腹冷痛之人更不宜食用。

高血压病患者宜常喝淡茶

喝茶对高血压病患者是有好处的，国内某科研机构曾对 5428 名 30 岁以上的人按饮茶习惯进行高血压病调查发现，不喝茶者比经常饮茶者高 1 倍，冠心病、脑血管疾病的发病率前者也比后者高 6 倍。茶叶煎煮后的茶色素具有抗凝血作用，能维持血管通畅，对高血压、动脉粥样硬化有较好的治疗作用，每日服 75~150 毫克茶色素，有效率达 85%~92.3%。但是高血压病伴有冠心病、心律失常者不宜喝浓茶，只能喝淡茶，每杯 300 克开水中放入 2~3 克茶叶，冲泡 2~3 次为宜。

 高血压病患者宜常喝橙汁

橙汁含丰富的维生素 C。英国医学研究人员对 641 名成年人的血液进行化验后发现，血液中维生素 C 含量越高的人，其动脉的血压越低。这些研究人员认为，维生素 C 有助于血管扩张。每日服用 60 毫克维生素 C

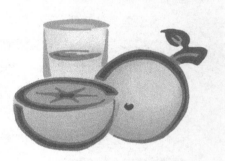

片，或者多吃些蔬菜、胡椒、柠檬和其他酸味水果，也可起同样作用。因此营养学家将橙汁列为高血压患者宜常喝的饮料之一。

 高血压病患者宜常喝牛奶

奶类主要包括牛奶、羊奶、人乳等。奶类营养丰富，除不含纤维素外，几乎含有人体所必需的营养素，组成比例适宜，而且是容易消化吸收的天然食物。它是婴幼儿的

主要食物，也是患者、老年人、孕妇以及体弱者的良好营养品。所以营养学家主张高血压患者宜食用牛奶。

高血压病患者宜常喝葡萄酒

科学研究证实，每日饮适量葡萄酒，可使心血管病及癌症死亡率、老年痴呆症明显降低，可使衰老速度明显减缓。这是因为葡萄酒含有多种营养素，含有人体维持生命活动所需的维生素、糖类及蛋白质。其所含的矿物质亦较高，有丰富的铁元素。红酒的酸碱度跟胃液的酸碱度相同，可以促进消化，增加食欲，降低血脂，软化血管，对治疗和预防多种疾病都有作用。

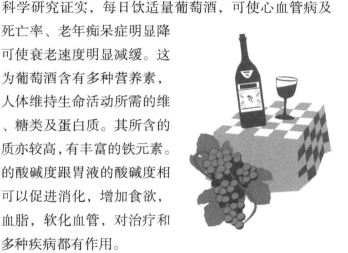

高血压病患者宜常吃猕猴桃

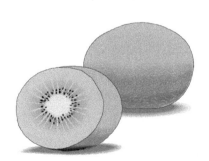

猕猴桃被称为"世界水果之王"，有很高的营养价值和医疗价值，是老年人、体弱多病者的良好滋补果品，有"水果金矿"之美称。中医认为猕猴桃

性味酸、甘、寒，无毒，有清热、利尿、散瘀、活血、催乳、消炎等功能。现代营养学认为猕猴桃富含维生素 C，是目前世界上所有水果中维生素 C 含量最高的果品。同时药理研究表明，猕猴桃鲜果及其果汁制品不但能补充人体营养，而且可降低血液胆固醇及三酰甘油水平，对高血压病、冠心病有较为明显的食疗作用。

🌳 高血压病患者宜常食用柠檬

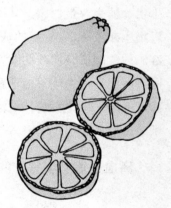

柠檬原产于东南亚，由阿拉伯人带往欧洲，15 世纪时才在意大利热纳亚开始种植，1494 年在亚速尔群岛出现。因为它富含维生素 C，所以解决了西方人远程航海致命的问题——维生素 C 缺乏症。英国海军也曾用柠檬来补充维生素 C。中医认为柠檬性平味酸，能止咳、化痰、生津健脾。现代医学认为柠檬含有蛋白质、柠檬酸和矿物质等，还含有丰富的芦丁，可减少血中胆固醇的含量，预防动脉硬化。柠檬中的柠檬酸与钙离子结合形成一种可溶性的物质，可以减弱钙离子的凝血作用，防止血小板的凝集，从而起到预防高血压病和心肌梗死的作用。具体方法：鲜柠檬 1 只（切开），荸荠 10 只，水煎服，

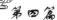

可以辅助治疗高血压病引起的水肿。

 高血压病患者宜常食用虾皮

虾皮也叫海米，是海产小虾晒干制成的食品，入口松软，鲜味浓郁。虾皮历来被认为既是美味，可用于各种菜肴及汤类的增鲜提味，又是滋补壮阳之妙品。虾皮中含有丰富的蛋白质和矿物质，尤其是钙的含量极为丰富，有"钙库"之称，是缺钙者补钙的较佳途径。虾皮中含有丰富的镁元素，镁对心脏活动具有重要的调节作用，能很好地保护心血管系统，可减少血液中的胆固醇含量，对于预防动脉硬化、高血压病及心肌梗死有一定的作用。此外，虾皮还有镇定作用，常用来治疗神经衰弱、自主（植物）神经功能紊乱等症。每次30~50克为宜，中老年人、孕妇和心血管病患者更适合食用。虾皮为发物，过敏性鼻炎、支气管炎等过敏性疾病患者忌食；如正值"上火"之时也不要食用。

 高血压病患者宜常食蜂蜜

蜂蜜中含有大量的钾元素，钾离子进入人体后有排钠的功效，能起到维持血液中电解质平衡的作用。所以，患有高血压病、心脏病、

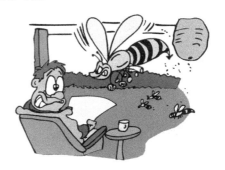

动脉硬化的老年人，常吃蜂蜜能起到保护血管、通便降压的作用。具体方法：治高血压病，用蜂蜜100克，黑芝麻75克，先将黑芝麻蒸熟捣如泥，放蜂蜜搅拌，用温开水冲化，每日分两次服用；治血压不稳，每日早晚各饮1杯纯蜂蜜水，会使血压趋于正常，能给血压不平衡的患者消除烦恼。

🌳 高血压病患者宜常食山楂

山楂是食物也是药，除了可以鲜食外，还可切片晒干、制汁、造酒，或加工成糖葫芦、山楂糕等。其药材有北山楂、南山楂之分，北山楂主产于山东、河南、河北，为植物山楂的果实；南山楂主产于浙江、江苏、河南，为野山楂的果实，它生长于山坡杂林中。中医认为，食用山楂能消积食，破瘀血，止泻痢，解毒化痰，散结消胀。现代药理学研究，山楂还有加强和调节心肌、增加冠脉血流量，降低血清胆固醇、利尿、镇静、扩张血管，降低血压和强心作用，对于高血压病、冠心病及高脂血症等有辅助治疗作用。具体方法：山楂120克，或山楂花3~10克，水煎服，对于高血压病有较为好的疗效。

🌳 高血压病患者宜常食橘子

橘子颜色鲜艳，酸甜可口，是日常生活中最常见的水果之一，是男女老幼皆可食用的上乘果品，尤其是对老年人更为有益。说它全身是宝，是因除果肉和果汁富含营养素外,橘皮还可以入药。
橘子中含有多种营养成
分,除少量的蛋白质、
脂肪外,果肉和果汁中
都含有丰富的葡萄糖、
果糖、蔗糖、苹果酸、

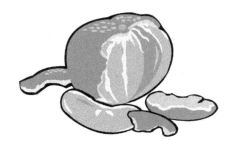

柠檬酸以及一定量的胡萝卜素,特别是维生素 C 和维生素
P 含量丰富。食用橘子可以降低沉积在动脉血管中的胆固
醇,有助于使动脉粥样硬化发生逆转。所以经常吃橘子的
人患冠心病、高血压病、糖尿病、痛风的概率比较低。营
养学家也主张高血压病患者宜常食橘子。但是橘子性温热,
一次不可吃得太多,特别是在口舌生疮、食欲不振、大便
硬结等已有火证的情况下,千万不可再吃橘子,否则将如
火上浇油。

高血压病患者宜常食白果

　　白果即银杏。白果树亦称公孙树,是世界上最古老的
树种之一,素有"活化石"之称。白果不仅是上好的食用佳品,
还具有优良的保健功能。银杏叶可提取黄酮素,可制各种
保健食品,是医药工业的重要原料,也是心血管疾病治疗
和保健的良药。白果对高血压病引起的眩晕有较好的辅助
治疗作用,具体方法:白果仁 3 个,龙眼肉 7 个,同炖服,
每日早晨空腹服 1 次。但需要指出的是白果有小毒,不能

生食，更不可多食。白果中毒潜伏期为1～12小时，可见呕吐、腹泻、头痛、恐惧、惊叫、抽搐、昏迷等，甚至可以致死。

高血压病患者宜常食莲子

莲子又名莲心，是采自荷花莲蓬里面的坚果。它是一种珍贵的纯天然高级营养保健食品，历来为朝廷宫中御膳房必备之物。莲子既可制成莲子汤、莲子羹、莲心粥、八宝粥、糖水莲子等食品，又可炖鸡、炖鸭，制作美味佳肴，是强身健体、美颜驻容、延年益寿、馈赠亲友的滋补佳品。现代医学研究发现，莲子有降血压作用，它所含的生物碱具有显著地强心作用，莲心碱则有较强抗钙及抗心律失常的作用，还能平肝降压，宜于高血压病患者常服。具体方法：莲子心15克，水煎当茶饮，对高血压病有辅助治疗作用。

高血压病患者宜常吃大枣

俗话说"五谷加大枣，胜似灵芝草"，"一日食三枣，百岁不显老"。在中医许多抗衰老方剂中也常用到大枣，由此可见大枣的作用。大枣对养生保健的作用不可低估，尤其是患有慢性疾病的

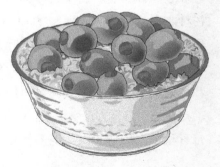

中老年人，更不可忽视大枣的保健作用。常用的医疗处方中，除了大枣、大枣外，还有养血的酸枣；而纯粹作为水果的，则有润肺和胃的鲜蜜枣和金丝蜜枣。大枣营养丰富，含有较多的维生素，有"天然维生素"之称，含有蛋白质、脂肪、糖类、矿物质等营养素。中医认为大枣性味甘温，似参而不滞，似术而不燥，适用于高血压病患者食用。

高血压病患者宜常吃大蒜

大蒜是烹饪中不可缺少的调味品，南北风味的菜肴都离不开大蒜。历史上最早食用蒜成癖的人是4500年前的古巴比伦国王。据史料记载，这位国王曾经下令臣民向王宫进贡大蒜，以满足其饮食之乐。中国人食用大蒜的年代较晚，大约是汉朝张骞出使西域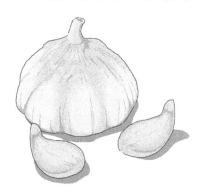后才引进的。大蒜既可调味，又能防病健身，常被人们称誉为"天然抗生素"。大蒜有许多功效，近年来科学家还发现，大蒜具有明显的降血脂及预防高血压病、冠心病和动脉硬化的作用，并可防止血栓的形成。因此大蒜被列为高血压病患者宜常食的食物之一。在我国民间也有用大蒜防治高血压病、动脉硬化症的具体方法：生大蒜放醋中浸泡 7 日，每次吃 1~2 瓣，每日 2 次。此方对于高血压病有一定的辅助治疗作用。

高血压病患者应忌食的食物

在我们每个人的一生中有不计其数的食物"穿肠而过"，那么在这么多食物中，怎样才能保证我们的选择科学与合理，却是一门重要的学问。因为有些食物与自身疾病康复是彼此相克的，有些食物则是相佐的；有些是碱性食物，有些则是酸性食物；有些是热性食物，有些又是寒性食物。而这些食物对于某些疾病是有一定禁忌的，而对另一些疾病又是有帮助的。这些知识的取得有赖于我们的不断学习。对于身患疾病的人，从一定意义说，食物禁忌是食物的应用法纪。

 高血压病患者忌过量吃狗肉

用狗肉烹调的菜肴瘦而不腻，香味浓郁，容易使人体消化和吸收。冬季食用狗肉可使虚劳肾亏、脾胃虚寒、气血不足等状况得到改善；对老年人体弱虚寒、胸腹胀满、双膝软弱、手足不温、腰膝冷痛，以及肾虚阳痿、早泄、遗精、性冷淡、遗尿等尤为有效。所以狗肉得到人们的普遍欢迎，但高血压病患者忌过量食用。这是因为高血压病大部分属阴虚阳亢性质，狗肉温肾助阳，能加重阴虚阳亢型高血压病的病情。其他类型的高血压病，或为肾阳虚，虚阳上扰，痰火内积，瘀血阻络等，食用狗肉，或躁动浮阳或加重痰火或助火燥血，均于病情不利。所以不宜过量食用。

🌳 高血压病患者忌过量喝鸡汤

鸡汤的营养价值很高，是许多人喜欢的食物，但高血压病患者不宜过量饮用。经常喝鸡汤，除可引起动脉硬化外，还会使血压持续升高，下降困难。而长期的高血压，又可引起心脏的继发性病

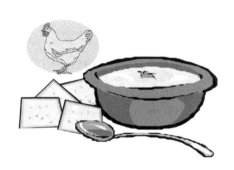

变，如心肌肥厚、心脏增大等高血压心脏病。因此，不能盲目地把鸡汤作为高血压病患者的营养品，特别是患有较重高血压病的人，如果长期过量饮用，只会进一步加重病情，对身体有害无益。

🌳 高血压病患者忌过量食猪肝

猪肝虽然是一种营养丰富的食物，营养学家提醒，猪

肝不宜多食。因为一个人每日从食物中摄取的胆固醇不应超过 300 毫克，而每 100 克新鲜猪肝中所含的胆固醇高达 400 毫克以上。所以，高血压病和冠心病患者应少食。另外，肝内维生素 A 含量丰富，过量食用可引起维生素 A 中毒。

高血压病患者忌食高盐食物

大量研究证实，限盐即能有效降压和降低高血压病死亡率。研究发现，经限盐至每日 4 克后，约 1/3 中度高血压患者不需服药，降压可达有效标准；有的虽降压不明显，但头痛、胸闷等症状减轻，血压稳定；中度限盐（3~5 克 / 日），能增强其他降压药的作用。这是因为适当地减少钠盐的摄入有助于减少体内的钠水潴留，从而降低血压。每日食盐的摄入量应在 5 克或酱油 10 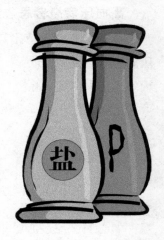 毫升以下，可在菜肴烹调好后再放入盐或酱油，以达到调味而已；也可以先炒好菜，再醮盐或酱油食用。在减少钠盐的同时，应注意食物中的含钠量，如挂面含钠较多而应少食。蒸馒头时，避免用碱，应改用酵母发面。另外食用钠低钾高的"低钠盐""保健盐"，可起到限盐补钾的双重作用。

高血压病患者忌喝浓茶

生活中有许多高血压病患者有喝浓茶的习惯，但喝浓茶确实不利于高血压病患者的身体健康。因为饮浓茶与吸烟、饮酒和喝咖啡一样，是引起血压升高不可忽略的因素，尤其是饮茶量大且爱饮浓茶的人群更应注意。经临床观察，饮浓茶可使血压升高，这可能与茶叶中含有咖啡碱活性物质有关。在日常生活中，有些人饮茶后会头晕头痛，这也许是血压升高的缘故。另外，过量喝浓茶能加重心脏负担，产生胸闷、心悸等不适症状。

高血压病患者忌过量饮咖啡

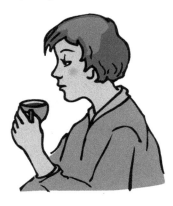高血压病患者应避免在工作压力大的时候喝含咖啡因的饮料。研究显示，喝一杯咖啡之后，血压升高的时间可长达12小时；情绪紧张的时候，咖啡因会把血压推高到不利健康的程度。医学专家说，咖啡因能使血压上升，如再加上情绪

紧张，就会产生危险性的效果。有家族高血压病史的人，也就是所谓的高危人群，在摄取咖啡因后，血压上升最多。一般而言，咖啡因能使血压上升 5~15 mmHg，比如，原来血压是 120/60 mmHg 的人，在摄取咖啡因后，可能上升至135/75 mmHg。血压若超过 140/90 mmHg，对健康就有不利影响。所以，情绪紧张时喝咖啡的做法应该禁止。

高血压病患者忌过量饮酒

饮酒可使心率增快，血管收缩，血压升高，还可促使钙盐、胆固醇等沉积于血管壁，加速动脉硬化。大量、长期饮酒，更易诱发动脉硬化，加重高血压病。研究显示，饮酒是高血压病的主要病因之一，尤其是重度酗酒者比较易得之，而空腹喝

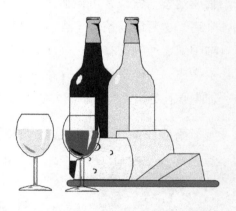

酒更会增加高血压病的概率。已有高血压病或其他心血管疾病时一定要戒酒；已有饮酒习惯的成年人，应限制饮酒量，每日白酒最好不超过一两；但在节假日或亲友相会时，可适量饮些低度酒。

高血压病患者忌滥补人参

民间认为："人参为百补之王，功参天地。"但补人参并非百无禁忌，更不能因为它大补元气而过量服用。因为高血压病患者大多属中医所说的肝阳上亢之类，这类患者服用人参后易引起脑血管意外，所以不主张使用。但虚寒的高血压病患者可在医生指导下，以适量人参滋补。从现代医学来看，当收缩压 >170 mmHg 时，无论哪一型病者均不宜服用人参。当然不同种类的人参其作用机制也不完全一样。一般来说，西洋参药性属凉性，一般用于热证，可用于血压增高、便秘等；而人参性温，适用于寒证；生晒参为清补之品，主要用于气阴两虚的证候和症状。但不论哪种情况的高血压病患者吃人参都需要征求医生的意见，否则有可能因补引祸。

高血压病患者忌过量吃鱼露

鱼露味咸，稍带一点鱼虾的腥味，富含钙、碘、蛋白质、脂肪和其他矿物质。其食法与酱油同，具有提鲜、调味的作用。鱼露含17种氨基酸，其中包括人体必需的8种氨基酸。此外还含有多种维生素和蛋白质。制作鱼露的鱼可以是淡水鱼、精虾或河蚌，也可以是海鱼。因为在制作过程中需要将盐和鱼混合起来，所以鱼露为高盐食物。长期大量食用，会增加高血压病、胃癌、食道癌的发病概率，不宜长期食用。

高血压病患者忌过量吃味精

味精是采用微生物发酵的方法由粮食制成的现代调味品,其主要成分是谷氨酸。味精是一种既能增加人们的食欲,又能提供一定营养的家常调味品。它能增进菜肴的鲜味,促进食用者的食欲;能够刺激消化液的分泌,有助于食物在体内的消化吸收。味精被食入后,很快在消化道被分解为谷氨酸进入血液输送到肌体各部,参与多种生理必需蛋白质的合成。但常吃味精的人会有这样的体会,味精吃多了会口渴,这是因为味精中含有钠,而钠吃多了对血压不利,这与食盐的弊端近似。所以,高血压病患者不但要限制食盐的摄入量,而且还要严格控制味精的摄入。

 高血压病患者忌长期食精米

随着人们生活水平的不断提高,人们喜欢食用精米细面。精米细面做出的食物洁白晶莹,细腻可口,色、香、味俱佳,容易激起食欲,且便于咀嚼、下咽、消化。但是,它们也有着不容忽视的弊端。一是精米细面含的营养素远不如粗米麦面丰富,尤其是维生素B族和粗纤维;二是精细食物可使大便干燥难排,易导致大便秘结,排便时会使腹压升高,血压骤升,诱发脑出血。所以,高血压病患者禁忌长期食用精细食物是有道理的。

高血压病患者忌食辛辣食物

高血压病患者忌食的辛辣食物一般是指辣椒、鲜姜、葱、蒜、花椒等具有一定刺激性的食物。中医认为辛辣食物可助阳化热，耗灼津液，而肠道津液少则易引起便秘。若有高血压病，则易引起脑卒中。所以高血压病患者有便秘症状时要绝对禁止食用辛辣食物，否则会引起不良后果，甚至猝死。

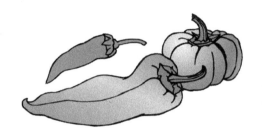

高血压病患者饮食方式宜忌

随着人类历史的发展和文化的进步，采用不同的饮食方式调养疾病已成为疾病恢复的一种重要手段。对饮食调养的理性追求和研究，已成为当前研究的一项重要课题。那么高血压病患者怎样才能通过饮食控制血压，是许多人亟需了解的问题。其中一项就是要求高血压病患者应该具有科学的饮食方式。高血压病患者科学进食养生方式涉及进食过程中的时机、动作、速度、情绪、环境及食后保健措施等内容。其具体方法如下。

🌳 高血压病患者饮食不宜过饱

　　高血压病患者进餐不宜吃得过饱。如果进食过多的食物，特别是高蛋白、高脂肪食品，较难消化，会使腹部胀满不适，膈肌位置升高，增加迷走神经兴奋性，从而影响心脏的正常收缩和舒张；又由于消化食物的需要，饭后全身血液较多地集中在胃肠道，使冠状动脉供血更显不足，进一步加重心肌缺血、缺氧，容易诱发心绞痛、心律失常，甚至发生急性心肌梗死而危及生命。晚餐过饱时危险性更大，因为入睡后血液的流速较缓慢，如果晚餐进食脂肪较多，吃得过饱，血脂就会大大升高，极容易沉积在血管壁上，影响血管弹性，增加血管硬化病变的程度。专家建议，高血压病患者应采取少食多餐的方法，每日吃4~5餐，每餐以八分饱为宜。

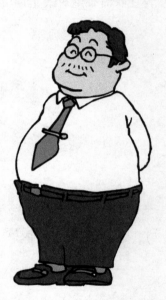

高血压病患者忌不吃早餐

不吃早餐是所有人的禁忌，对于高血压病患者尤为如此。研究表明，不吃早餐的人，血中胆固醇比吃早餐的人要高 33% 左右；吃早餐的人比不吃早餐的人，高血压病、心脏病发作的可能性要小。临床也证实，早上起床后 2 小时内，心脏病发作的机会比其他时间高 1 倍左右，这种情况可能与较长时间没有进餐有关。科学家在研究血液黏稠度及血液凝结问题时发现，不吃早餐的人血液黏稠度增加，易引起血压增高。

高血压病患者的降压粥疗方

药粥疗法集医学理论、民间医疗经验于一体，简单易学，不受任何条件限制，不需要掌握高深的理论，只要通过实践，即可自己为之。对高血压病，药粥疗法强调整体调理，有单纯药物所不及的独特之处。更为重要的是，药粥疗法能将治疗寓于美食之中，长期坚持能达到其他一些疗法达不到的治疗效果；而对于无病之人还可以起到强身健体的作用，且无副反应，用料简单易寻，可根据自己的口味选用，如能长期坚持食用，大有裨益。

荷叶冰糖粥

【配方】新鲜荷叶1张，粳米100克，冰糖适量。

【制法】将鲜荷叶洗净煎汤，再用荷叶汤同粳米、冰糖煮粥。

【用法】可作夏季清凉解暑饮料，或作点心供早晚餐，温热食。

【功效】清暑利湿，升发清阳，止血，降血压，降血脂。适用于高血压病、高脂血症、肥胖病以及夏天感受暑热致头昏脑涨、胸闷烦渴、小便短赤等。

【配方】决明子(炒)10~15克，粳米100克，冰糖适量。

【制法】先把决明子放入锅内炒至微有香气，取出，待冷后煎汁，去渣，放入粳米煮粥，粥将熟时，加入冰糖，再煮一二沸即可食。

【用法】适合春夏季食。每日1次，5~7日为1疗程。

【功效】清肝，明目，通便。适用于高血压病、习惯性便秘等。

【禁忌】大便泄泻者忌服。

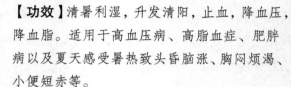

决明冰糖粥

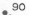

【配方】葛根粉 30 克，粳米 100 克。

【制法】粳米浸泡一宿，与葛根粉同入砂锅内，加水 500 克，用小火煮至米开粥稠即可。

【用法】当半流质食料，可不时稍温食。

【功效】发表解肌，清热除烦，生津止渴，透疹止泻。适用于高血压病、冠心病、老年性糖尿病、慢性脾虚泄泻、夏令口渴多饮等。

【禁忌】脾胃虚寒者忌食。

【配方】新鲜胡萝卜、粳米各适量。

【制法】将胡萝卜洗净切碎，与粳米同入锅内，加清水适量，煮至米开粥稠即可。

【用法】早晚餐温热食。本粥味甜易变质，需现煮现吃，不宜多煮久放。

【功效】健脾和胃，下气化滞，明目，降压利尿。适用于高血压病以及消化不良、久痢、夜盲症、小儿软骨病、营养不良等。

豆浆粥

【配方】豆浆汁 500 克，粳米 100 克，白砂糖或细盐适量。

【制法】将豆浆汁、粳米同入砂锅内，煮至粥稠，以表面有粥油为度，加入白砂糖或细盐即可食用。

【用法】每日早晚餐，温热食。

【功效】补虚润燥。适用于动脉硬化、高血压病、高脂血症、冠心病及一切体弱患者。

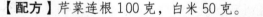

【配方】芹菜连根 100 克，白米 50 克。

【制法】芹菜连根洗净后切碎，加米同煮。

【用法】早晚服食。

【功效】凉肝平热，降低血压，醒脑安神，润肺止咳。常吃此粥对高血压病有辅助治疗作用。

芹菜粥

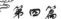

莲肉红糖粥

【配方】莲子粉 15 克，粳米 30 克，红糖适量。

【制法】将上三味同入砂锅内煎煮，煮沸后即改用小火，煮至黏稠为度。

【用法】可随意服食。

【功效】补脾止泻，益肾固精，养心安神。适用于高血压病所致心悸、虚烦失眠等。

【禁忌】凡有外感或实热证者不宜服。

淡菜松花粥

【配方】松花蛋 1 个，淡菜 50 克，粳米 50 克。

【制法】松花蛋去皮，淡菜浸泡洗净，同粳米共煮作粥，可加少许盐调味。

【用法】空腹服用。

【功效】具有清心降火之功，可治高血压病和耳鸣、眩晕等症。

发菜蚝豉粥

【配方】发菜3克，牡蛎60克，瘦猪肉60克，粳米适量。

【制法】发菜、牡蛎水发洗净。瘦肉剁烂成肉丸。用砂锅加适量清水煮沸，加入粳米，放进发菜、牡蛎同煲，至大米开花为度，再放入肉丸煮熟，吃肉食粥。

【用法】早晚服食。

【功效】具有降压，通便之功。适用于高血压病，动脉硬化及老年性便秘。

【配方】山楂50克，粳米100克，白糖适量。

【制法】先将山楂煎取浓汁、去渣，再加入粳米及适量开水熬粥，然后加砂糖调味即可。

【用法】当点心服用，但不宜空腹服用。

【功效】降血压，降血脂，促消化，散瘀血。适用于高血压病、高脂血症、冠心病、食积停滞者。

山楂粥

桃仁粥

【配方】桃仁9克，粳米100克。

【制法】先将桃仁捣碎，加水研汁去渣，加粳米熬为稀粥。

【用法】每日1次，温服，7日为1疗程。

【功效】活血通经，散瘀止痛。适用于高血压病及冠心病患者。

【禁忌】怀孕妇女及腹泻者不宜服用。

【配方】紫皮蒜30克，粳米100克。

【制法】置沸水中煮1分钟后捞出蒜瓣，再将粳米煮粥，待粥煮好后，将蒜放入粥中略煮。

【用法】可早晚食用。

【功效】降血脂。适用于冠心病并高脂血症、高血压者。

大蒜粥

【配方】新萝卜适量（约半斤），粳米100克。

【制法】新萝卜洗净切片，同粳米煮粥。

【用法】可早晚食用。

【功效】具有消食利膈，化痰止咳，醒酒利尿，散瘀补虚的作用。可治高血压病、高脂血症等。

萝卜粥

首乌粥

【配方】粳米 100 克，红枣 3~5 枚，制首乌 30 克，红糖或冰糖适量。

【制法】将制首乌煎取浓汁，去渣，与粳米、红枣同入砂锅内煮粥，粥将成时放入红糖或冰糖调味，再煮沸即可。

【用法】每日服 1~2 次，7~10 日为 1 疗程，间隔 5 日再服。

【功效】降血脂，促消化，散瘀血。适用于高血压病、高脂血症、冠心病。

菠菜粥

【配方】鲜菠菜适量，粳米 100 克。

【制法】将鲜菠菜放入沸水略烫数分钟，捞出后切细，同粳米煮粥。

【用法】早晚服食。

【功效】通血脉，开胸膈，下气调中，止渴润燥。适用于老年人习惯性便秘、高血压病等。

高血压病的药茶疗法

药茶疗法是指应用某些中药或具有药性的食品，经加工制成茶剂以及饮、汤、浆、汁、水等饮料，用于防治疾病的一种方法。药茶不同于一般的茶饮，需要根据高血压病患者的症状，依据药物的性能特点进行配方，并依据药茶的浸泡特点进行操作。药茶应用于临床，使用方便，口味清甜，疗效可靠，具有既可治病又可养生之优点，深受患者欢迎。现介绍几种能降压的药茶方，以供选用。

【组成】取生山楂30克，何首乌20克。

山楂茶

【制法】水煎，代茶饮。

【功效】山楂能改善冠状动脉供血，具有促消化、增进食欲、降低血脂作用。

【主治】高血压病、冠心病者长期服用效果佳。

【组成】白菊花 20 克。

【制法】沸水泡，代茶饮。

【功效】清热解毒、平肝降压。

【主治】对早期高血压病、头痛、头晕、耳鸣效果佳。

温馨小贴士

　　泡饮菊花茶时，最好用透明的玻璃杯，每次放上 4~5 粒，再用沸水冲泡即可。若饮用的人多，可用透明的茶壶，每次放一小把，冲入沸水泡 2~3 分钟，再把茶水倒入每个人的透明玻璃杯中。饮菊花茶时可在茶杯中放入几颗冰糖，这样喝起来味更甘。菊花茶对口干、火旺、目涩，或由风、寒、湿引起的肢体疼痛、麻木等疾病均有一定的疗效。健康的人平时也可把菊花茶当茶水饮用。每次喝时，不要一次喝完，要留下三分之一杯的茶水，再加上新开水，泡上片刻后再喝。由于菊花茶的药效良好，它普遍被人们喜爱。现代科学已能提取菊花中的有效成分，制成菊花晶、菊花可乐等饮品，让需要快捷省时的人饮用起来更为方便。菊花茶是老少皆宜的茶饮品。

荷叶茶

【组成】荷叶100克。

【制法】水煎，代茶饮。

【功效】有清热解暑，扩张血管，降低血脂，降血压。

【主治】肥胖兼有高血压病者。

钩藤茶

【组成】取钩藤15克，天麻15克。

【制法】水煎15分钟（不可超过20分钟，否则有效成分被破坏，影响降压效果）后服用。

【功效】平肝潜阳，镇静安神。

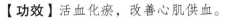

三七茶

【组成】取三七15克，红花15克。

【制法】水煎，代茶饮。

【功效】活血化瘀，改善心肌供血。

【主治】高血压病。

玉米须茶

【组成】取玉米须 50 克，益母草 30 克。

【制法】水煎，代茶饮。

【功效】玉米须有健胃、利尿、消肿作用。

【主治】肾炎及心脏病引起的水肿。

夏枯草茶

【组成】取夏枯草 30 克，芹菜根 50 克。

【制法】水煎，代茶饮。

【功效】可平肝阳。

【主治】降血压，治目赤、头晕。

车前子茶

【组成】取车前子 30 克，白茅根 50 克。

【制法】水煎，代茶饮。

【功效】有明显的利尿降压作用。

【主治】高血压病、慢性肝炎水肿者，长期服用。

决明子茶

【组成】取决明子30克，枸杞子30克。

【制法】水煎，代茶饮。

【功效】祛风散热，平肝明目，利尿。

【主治】高血压病、便秘、高脂血症。

西瓜翠衣茶

【组成】取西瓜翠衣150克，冬瓜皮100克。

【制法】水煎加冰糖少许，代茶饮。

【功效】清热解暑，利尿，降压。

【主治】高血压病。

乌龙茶菊花

【组成】杭菊花10克，乌龙茶3克。

【制法】开水冲泡，代茶饮用。

【功效】清热明目，平肝降压。

【主治】高血压病。

【组成】冰糖 500 克，醋 500 毫升。

【制法】将冰糖 500 克溶于 500 毫升醋中。

【用法】每日服冰糖醋液 3 次，每次少量服用。

【适应证】高血压病偏于阴虚和血脉瘀滞者。

【禁忌】溃疡病胃酸过多者不宜用。

向日葵叶治高血压病

　　取中等向日葵叶子一个（不要太老，也不要太嫩），洗净，撕成若干小片，分为两部分，上午、下午各用一半。将向日葵叶放在杯子里，用开水冲泡代茶饮，如能加几片竹叶或适量绿茶更好，有清火利尿的作用。一天喝 7~9 杯，约 2000 毫升，坚持喝下去，对高血压病有一定的辅助治疗作用。夏季可采摘一部分向日葵叶子，晾干，留作冬、春季用。

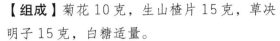

【**组成**】菊花 10 克，生山楂片 15 克，草决明子 15 克，白糖适量。

【**制法**】将决明子打碎，同菊花、生山楂片水煎 20 分钟，后加白糖。

【**用法**】代茶饮。

【**适应证**】疏风散热平肝，润肠通便降压。适用于高血压兼有冠心病患者，对阴虚阳亢、大便秘结等症更有效。

防治高血压病宜用食醋疗法

醋对老年人动脉硬化、脑出血、心肌梗死及高血压病等病症，均有预防效果。每日饮一点醋，可预防与治疗肝炎、糖尿病，对神经痛、关节炎等老年人病症亦有效。此外，醋还可增加食欲，帮助消化，促进营养素在体内的代谢，并提高热能利用率，消除疲劳。烧菜时加些醋，可以促进菜中钙、磷、铁等成分的溶解，并被充分吸收利用；用醋烹调菜肴时可增加鲜、甜及香气。食醋不仅能防止食品中腐败菌的繁殖，而且对病原菌也有杀灭能力。对于肾结石、膀胱结石及胆结石具有防治的作用。上述作用皆为其醋酸的作用使然。民间有用醋浸泡食物防治高血压病的经验。

醋泡花生

【配方】花生米 500 克，醋适量。

【制法】用醋浸没花生米，连泡 7 天以上，时间越长越好。浸泡期间每日搅动 2 次。

【功效】活血化瘀、降血压。用于预防高血压病和动脉硬化。

【用法】每晚 1 次，嚼食花生米 10 粒。

【配方】黄豆 500 克，醋 1000 克。

【制法】先将黄豆炒 20~25 分钟，不能炒焦，冷后浸入盛醋的容器中，密封 10 天以上即可。

【功效】降血压、降血脂。用于预防高血压病及高脂血症等。

【用法】每日早晚服 5~6 粒醋黄豆，经常服用效果好。

醋泡黄豆

醋蒸鸡蛋

【配方】鸡蛋 1 个，醋 60 克。

【制法】鸡蛋打入碗中，用醋搅匀，加水蒸熟食之。

【功效】降血压、降血脂。用于预防高血压病。

【用法】每日 1 剂，晨起空腹服用，7 日为 1 疗程，可连用数个疗程。

【配方】冰糖500克,醋100克。

【制法】二味混合,使冰糖溶化即成。

【功效】散瘀,降血压、降血脂。用于治疗高血压病。

【用法】每日3次,每次10克,饭后服用。10日为1个疗程,可连用3~5个疗程。

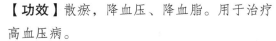

【配方】青木香10克,米醋20克。

【制法】醋磨青木香,取汁备用。

【功效】行气止痛,降血压。用于治疗高血压病和冠心病、心绞痛等。

【用法】每日1剂,顿服。

【配方】海带250克,醋500克。

【制法】将海带切成细条放于容器中,加食醋浸泡,放冰箱冷藏10日,即可食用。

【功效】强化骨骼、牙齿,防止软骨病,改善高血压病症状等。

【用法】每日1剂,顿服。

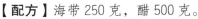

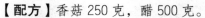

醋泡花生

【配方】香菇 250 克，醋 500 克。

【制法】将香菇去根柄，用清水洗净放入广口瓶，倒入醋，放冰箱冷藏半月后即可食用。

【功效】降低胆固醇，改善高血压病的动脉硬化症状。主治高血压病。

【用法】每日 1 剂，顿服。

高血压病食醋疗法宜忌

以醋养生降压，是高血压病的辅助疗法之一。在日常生活中，食醋要注意几点问题。一是要选择好醋的质量。质量好的醋，酸而微甜，带有香味，不仅是调味佳品，而且是良好的酸性健胃剂；有的醋还含某些维生素，如维生素 B_1、维生素 B_2 和烟酸等。不能食用不卫生的醋或精制成的醋，否则会损害人的身体。二是要了解醋的功用。醋不仅作为调味品具有很高的食用价值，而且在防病治病中也有重要作用，功用特别多。例如，用醋泡花生米，每日坚持食用，可降低血压，软化血管，减少胆固醇的积累，是防治心血管病的良药；针对蛔虫病有"得醋则伏"的特点，服醋可以治疗胆道蛔虫症；如果误食了碱性食物而中毒，及时大量饮醋，可以起到急救的作用等。三是要了解醋的禁忌。醋有许多保健功能，但未必对人人都有保健作用。如高血压病患有胃溃疡和胃酸过多者不宜过量食用醋，因为醋本身含有丰富的有机酸，能促使消化器官分泌大量消化液，从而加大胃酸的消化作用，导致胃病加重。当然，健康的中老年人也不可过量食用醋，否则会伤胃、损齿，不利于筋骨。正在服用某种不宜与醋合用的药物者应避免食醋，因醋酸能改变人体内局部环境的酸碱度，从而使药物不能发挥作用。磺胺类药物在酸性环境中易在肾脏形成结晶，损害肾小管，因此，正服此类药物的高血压病患者不宜用食醋疗法。

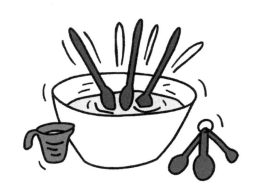

高血压病患者降压宜用汤羹

汤羹保健是中国饮食文化与中医药文化相结合的产物。厨师调五味，医生亦调五味，两者既有共性又有不同之处，食疗即是将两者巧妙地结合在一起。从历史源流、方药构成、制作过程、科学分析各个方面来看，汤羹保健是饮食与医药的精华所在。但需要说明的是，作为高血压病患者的保健汤羹，首先要满足食物应该具有的色、香、味、形、触等基本要求；而从作为药的一方面来说，则应尽量发挥食物本身的功效，并进行合理搭配，辨证用膳，即使需要加入药物，药物的性味也要求尽量甘、淡、平、无异味，不能因用药就丢了膳。因此，正确地选配、烹调合适的膳食，使其与享用者的身心特质相结合，使食疗和美味紧密地结合在一起，是一项需要高度技术与高度艺术的工作。在古代，仅有帝王与贵族方可享用这般精致与灵妙。

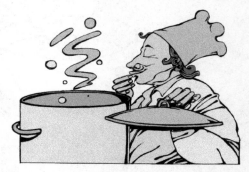

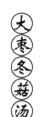

大枣冬菇汤

【配方】大枣15枚，干冬菇15个，生姜、熟花生油、料酒、食盐、味精各适量。

【制法】先将干冬菇洗净泥沙，大枣洗净，去核；然后将清水、冬菇、大枣、食盐、味精、料酒、姜片及熟花生油少许，一起放入蒸碗内，盖严上笼蒸60~90分钟，出笼即成。

【用法】佐餐食用。

【功效】益气、开胃。适用于各种虚证、食少、高血压病、冠心病、癌症及胃、十二指肠溃疡等病症。

【配方】猪瘦肉75克，豆腐150克，丝瓜200克，湿淀粉50克，精盐、味精、香油各适量。

【制法】把猪瘦肉洗净，切丝，纳碗内，放少许精盐、味精拌匀入味，再加湿淀粉抓匀上浆；豆腐切条，丝瓜刮去外皮，洗净，切丝。锅里放适量水，放入豆腐、丝瓜，烧开后撒入肉丝，稍煮调味即成。

【用法】佐餐食用。

【功效】益气和中，清热生津。适用于动脉粥样硬化、冠心病、高血压病属气阴两虚兼有热者，症见心悸气短，倦怠懒言，面色无华，头目眩晕等。亦可用于暑热病后体倦乏力、饮食减少、心烦口渴者。

丝瓜豆腐肉丝汤

枸杞雏鸽汤

【配方】雏鸽3只，枸杞子30克，清汤、料酒、生姜、葱、味精、精盐各适量。

【制法】将雏鸽宰杀后去毛及内脏，洗净，每只剁为4块，然后入开水中氽透捞出备用。将枸杞子洗净，姜、葱洗净切片、段，将鸽肉块放在盘中，再放上枸杞子、姜、葱、料酒，加入清汤适量，蒸熟后，去姜、葱，调入味精、精盐即成。

【用法】佐餐食用。

【功效】滋阴平肝。

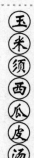

玉米须西瓜皮汤

【配方】玉米须60克，西瓜皮60克（鲜品用250克），香蕉8只（去皮）。

【制法】清水4碗，加入上述食物，煎至一碗半，加冰糖适量调味。

【用法】佐餐食用。

【功效】平肝，泄热，利尿，润肠。可用于高血压病的辅助治疗。如用鲜西瓜皮效果更好。

【配方】白鸽1只，黄精30克，枸杞子25克，味精、精盐各适量。

【制法】将白鸽宰杀后，去毛、内脏，洗净后切成小块，与黄精、枸杞子同入砂锅，加水适量，先用大火烧开，后以小火慢炖至鸽肉熟烂，加入味精、精盐调味即成。

【用法】佐餐食用。可常服。

【功效】滋阴补血，平肝祛风。

【配方】胡萝卜375克，冬瓜600克，玉米2个，冬菇（浸软）5朵，瘦肉150克，姜2片，盐适量。

【制法】胡萝卜去皮洗干净，切块。冬瓜洗干净，切厚块。玉米洗干净，切块。冬菇浸软后，去蒂洗干净。瘦肉洗干净，汆烫后再洗干净。煲滚适量水，下胡萝卜、冬瓜、玉米、冬菇、瘦肉、姜片，煲滚后以小火煲2小时，下盐调味即成。

【用法】佐餐食用。

【功效】利尿，降胆固醇，降血压。

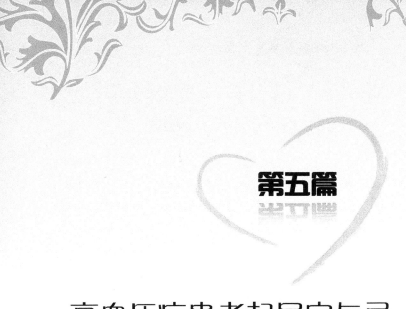

第五篇

高血压病患者起居宜与忌

高血压病患者房事宜忌

　　科学的房事活动可以防治多种疾病，尤其是情志及性疾病、心血管疾病，如情志抑郁、焦虑、烦躁易怒、神经性头痛、月经不调、痛经等。对于Ⅰ期高血压病患者，没有必要禁止性生活，每1~2周可进行一次性生活。但在房事时应避免过分激动，房事动作不可过于激烈，房事时间不宜持久，房事次数要予以控制，要避免在酒后、饱食、饱饮后房事，避免房事时的憋气动作。

　　Ⅱ期高血压病患者，在房事时血压可上升，如果平时基础血压值就高，性生活时血压上升也就更高；如果不在药物保护下有节制地进行性生活，就有可能诱发高血压危象或脑血管意外。每次性生活之前可先服一次降压药，房事次数以每2~4周1次为宜，更应避免激烈、长时间的性生活。在性生活过程中出现头痛、头晕、心慌、气急等症状时应暂停之，不可勉强，应卧床休息，并及时增服一次有效的降压药。对于Ⅲ期高血压病患者，因伴有明显的心、脑、肾并发症，血压持续较高，难以下降，应停止性生活，可用爱抚来代替房事。

　　以上主要是针对男性高血压病患者而言，而女性高血

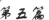

压病患者的性生活问题则有所不同。因为女性在性生活中体力消耗比男性少，血压上升的幅度也比男性低，所以，Ⅰ期高血压病女患者可以和健康人一样过性生活，Ⅱ期高血压病女患者可以有节制地过性生活，Ⅲ期高血压病女患者可以在药物保护下有节制地过性生活；只是房事时不宜过度兴奋，不一定要达到高潮，以免血压过度增高发生意外。

高血压病患者居室环境宜忌

随着生活水平的提高，人们对居室环境的要求越来越高，不满足于仅仅把住宅作为栖身之所，而希望它是一个具备多种功能的起居环境。因为人的一生大约有 1/3 以上时间是在居室中度过的，所以居住的环境是否科学卫生，直接影响着人体的健康。由于生活起居与高血压病的发生、发展及预后有着十分密切的关系，从而要求高血压病患者寓健康长寿于日常生活起居之中，在生活起居中探索健康长寿的真谛，通过自然的方法来达到防病治病的目的；要求高血压病患者科学地安排每日的工作与生活，注意日常起居的保健，提高药物降压的效果。良好的生活方式对轻型高血压病患者具有肯定的降压作用，对严重的高血压病患者会提高使用药物的疗效。

🌳 高血压病患者居室光线忌不足

高血压病患者的室内光线应充足、柔和，要有合理的
照明；过于昏暗、缺乏
阳光的居室容易使人感
到疲惫，加重孤独感。
居室的陈设装饰以简洁、
实用、整齐为原则，避
免拥挤、杂乱，留有一
定的空间，以减少压抑、
烦闷的感觉。民间有句
谚语："阳光不到的地方，
是医生常到的地方。"

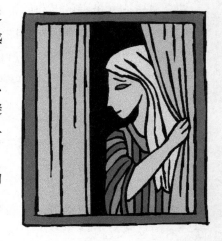

因此居室要注意采光，常开窗户，让阳光充分照射。太阳
光照不足的居室，可以用下列方式得到补偿：一是打开门
窗让阳光得以侧射或反射；二是经常把被、褥放到有阳光
的地方曝晒，以达到杀菌、消毒目的，减少居室光照不足
带来的不利影响；三是科学地利用非自然光；四是尽量采
用光谱较全面的白色荧光灯，少用冷白色荧光灯。

🌳 高血压病患者宜注意居室色彩

色彩对血压有非常大的影响，不可不加以重视。高血
压病患者不论色调的冷暖，都要以浅淡为宜，浅淡柔和的
色调能给人以宁静、和谐、舒适的感觉。颜色过多或杂乱

无章，往往会导致人们过度兴奋、烦躁，易引起人与人之间的争执。不同颜色的心理作用是不一样的。红色能刺激和兴奋神经系统，增加肾上腺分泌和促进血液循环，使人兴奋、暴躁，甚至心率加快和血压升高。接触红色过多，会使人产生焦虑情绪。黄色能促进消化，改善神经和内分泌系统，但金黄色易造成不稳定的情绪。蓝色能使人产生凉爽、轻快的感觉，进而使人平静、放松，有助于减缓脉率和呼吸，降低血压，对发热患者有退热作用。绿色不但有助于消化，而且能起到镇静和松弛神经的作用，能帮助人消除疲劳和安定情绪。紫色能维持体内钾的平衡，促进机体保持放松，特别是可使妊娠妇女情绪安定。白色能使患者心情舒适和镇静，有助于人体健康。青色使人产生亲切、朴实、舒适、客观、柔和的感觉。因此，高血压病患者应以浅蓝、浅绿或淡青白的颜色为宜。

高血压病患者宜注意居室通风

现代住宅的封闭日趋严密，对新鲜空气的补充应引起人们重视。通风换气应根据房间条件与环境气温情况灵活掌握，如夏天门窗要经常打开，冬天则应轮流开窗。由于热空气较冷空气轻，可使进风口位于低处，出风口在高处，使空气更易流通，不可因天冷怕风而长期关闭窗户。在住宅中最易使人感到气味不正的是卧室，在气温稍高的夜间，如果密闭房间睡觉，则异味更重。因此，高血压病患者要在凌晨即开窗户，进行通风换气。

高血压病患者宜注意居室温度和湿度

高血压病患者的居室宜保持适宜的温度，一般应在16~24 ℃，夏季可提高到21~32 ℃之间。室内湿度以50%~60% 为佳，冬季最好不低于35%，夏季不高于70%。湿度过高时可加强通风，以降低湿度；湿度过低可喷洒水分；冬季可在室内烧开水让热汽蒸发，提高室内湿度。室内良好的通风、新鲜的空气可使患者心情舒畅，解除精神紧张。床铺要舒适，高低应合适，枕头应柔软，被褥要避免太重太厚，以保暖性能好的羽绒、丝棉被为佳。

高血压病患者居室宜有花香

利用天然香花的颜色、气味作用于高血压病患者，有爽神悦心、调畅情志、益智醒脑、活血止血的作用。花香疗法可针对患者的不同病情，在居室内外设置一定数量的香花，患者每日接触一定的时间，有利于降压。花香之所以有益于健康，是因为人类能不断地发出和收到无数只有鼻子可以分辨、脑可以分析的化学信息。大多数人至少可以辨别4000种不同气味，而最受人青睐，又与人类有益的气味要算芬芳的香味。"夕阳无语，芳草有情"，正是那些沁人心脾的茉莉香、桂花香、橙花香、夜来香与稻香、兰香、荷香等形形色色的芳香，丰富了人们的生活，振奋了人们的精神，陶冶了人们的情操，从而也有利于高血压病的防治。但是，应勿放置散发有毒、有害气味的花卉。

这里介绍一种置花的方法：白菊花、艾叶、银花叶各250克，矾石120克。将一种或多种具有芳香气味的花草组合成方，研末后放入小布袋内，置于衣服、枕头或床单下。此方主治高血压病。

🌳 高血压病患者居室宜清静

科学研究证实，长期居住在噪音较大的环境下的人易患高血压病，所以高血压病患者的居室宜清静。噪音过大，会给患者带来烦恼，使其精神紧张，降低神经系统和心脑血管的功能，导致血压升高。居室内消除与减轻外界噪音污染的方法：一是经常注意检修门窗，防止关闭时自缝隙传入噪音；二是设置窗帘。

高血压病患者水浴宜忌

水浴疗法的基本作用有三：温度刺激作用，其生理作用大体与热疗法相似；化学刺激作用；机械刺激作用。各种水疗法作用不同与它们各自所占比重有关。如一般淡水浴治疗作用主要为温度刺激；而药水浴则以化学刺激为主，温度其次；淋浴则主要为机械性刺激，温度刺激为次。水疗法根据所采用的温度、水中所含物质成分及治疗方式的不同，可产生镇静、催眠、兴奋、发汗、退热、利尿、消炎、止痛、促进吸收、促进新陈代谢、锻炼机体等作用。各种水疗法主要作用于皮肤，亦可作用于部分体腔黏膜，通过神经和体液反射而致局部、节段性或全身性反射作用。水疗按其作用方式不同可对体内各系统产生强弱不等的刺激，其中神经系统和心血管系统对水疗的反应最敏感。就温热作用而言，水疗可迅速引起机体产生对温热刺激的一系列反应，但不易直接达到使机体深部组织加热，可通过反射途径对深部组织器官甚至全身引起一定的反应。

高血压病患者热水浴忌时间过长

随着生活水平的提高，不少中老年人喜欢泡热水澡，专家认为泡热水澡的时间不宜过长。在医院的脑血管病区可以经常见到这样的患者，他们就在洗澡过程中发生了卒中。因为澡堂内温度的升高，使全身毛细血管扩张，大量血液流入体表的血管，心、脑等重要器官的血液相对减

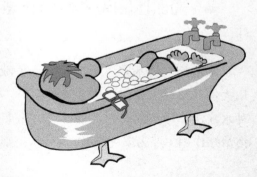

少。在这种情况下，患有高血压病、动脉硬化、冠心病的老年人，极易发生卒中和心肌梗死。因此，患有高血压病的患者洗澡时间不宜过长，并且要注意控制水温。

高血压病患者宜注意洗浴水温

过热、过凉的水都会刺激皮肤感受器引起周围血管的舒缩，进而影响血压。故每日早晚洗漱时宜用 30~35 ℃的温水洗脸、漱口。高血压病患者每周至少洗澡 1 次，水温不可过热或过凉，以免刺激皮肤细小血管的舒缩，进而影响血压。另外要特别注意安全，少到大浴池中洗澡，以防止跌倒；洗澡浸泡时间不要过长，否则会诱发卒中。

高血压病患者洗头宜按摩

洗头时高血压病患者可用自己的十个手指头从头顶前额四周到后颈，来回轻轻地旋转按摩，每次约 20~30 转（也可以用梳子梳头）。这样做可以刺激头皮神经末梢，通过神经反射促进头部血液循环，改善头皮营养和皮脂分泌，有利于新陈代谢和调节神经功能，可松弛紧张状态，使头脑清醒，全身舒适，从而降低血压。

高血压病患者宜谨慎行冷水浴

所谓冷水浴，就是用 5~20 ℃的冷水洗澡，秋季的自然水温正是在这一范围内。当身体受到冷水刺激时，皮肤的血管会急剧收缩，大量血液流向身体内部器官，使内脏血液增加。为了抵御寒冷，皮肤血管又会很快扩张，大量血液又流向体表，使皮肤变红。血管的一缩一张会使其弹性增强。所以有人称冷水浴对轻度高血压病有降低血压的作用。

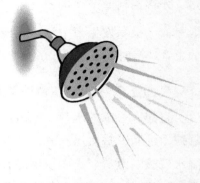

实践也证明，冷水浴有助于预防高血压病，它能促使物质代谢正常，减少脂肪堆积和胆固醇在血管壁上沉积，防止动脉硬化。但需要说明的是，冷水浴只适合于健康人群和早期高血压病患者，而且冷水浴者要根据自身的情况，量力而行，从夏入秋，循序渐进，不可间断。冷水浴包括：冷水擦身、冷水淋浴、冷水浸身、冬泳。冷水擦身一般不超过 5 分钟；冷水淋浴，当水温为 15 ℃左右时淋浴时间以 2 分钟为宜；冷水浸浴，要视水温而定。秋后的冷水浴，要充分做好准备活动，先使身体发热；浴后应立即用干毛巾擦干身体，穿衣保暖，或稍做些活动，促进全身血液循环，以使暖流全身，轻松舒适，有精神焕发之感。切勿在饥饿时或饱餐后进行冷水浴。对于中度或重度高血压病患者来说，应禁忌使用冷水浴健身。

高血压病患者睡眠宜忌

　　充足良好的睡眠是保证高血压病患者心身健康的重要因素。睡眠是大脑运动的休整期，是身体能量的聚积期，是身体健康的一个保证。虽说不同的人睡眠时间存在着明显个体差异，但都要以醒来全身舒适、疲劳消除、精力恢复为准，并根据季节进行有规律的调节：春夏迟睡早起，秋日早睡早起，冬日早睡迟起，每日睡眠都不少于 8 小时。除此以外，高血压病患者还要注意以下几点宜与忌。

高血压病患者宜有充足的睡眠

　　高血压病患者每日要保证充足的睡眠，一般为 7~8 小时，老年人可适当减少至 6~7 小时；中午最好小睡片刻。研究表明，午饭后小睡 30~60 分钟，有利于机体放松；高血压病患者午后小睡片刻，可以减少脑出血发生的概率。无条件睡时，可坐在沙发上闭目养神或静坐，有利于降压。夜晚入睡前闭目静坐一会，自然入睡。晚上不要看刺激性的影视片、书刊或做剧烈活动，尽量不要养成依赖安眠药入睡的习惯。按时就寝，上床前用温水洗脚，然后按摩双足及双下肢，促进血液循环。睡眠时体位不要僵直固定，最好取躯干卷曲位，腿略抬高，这样有利于心血管系统得到更好的休息。

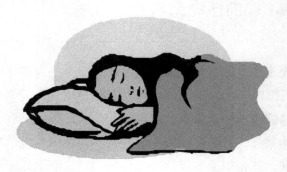

🌳 高血压病患者睡醒时的动作

　　清晨是高血压病患者脑卒中的多发时刻，而最危险的时刻是刚醒来的一刹那。因此，早晨醒来的第一件事不是仓促穿衣，而是仰卧5~10分钟，进行心前区和头部的按摩、做深呼吸、打哈欠、伸懒腰、活动四肢，然后慢慢坐起，再缓缓下床。起床后及时喝一杯开水，以稀释因睡眠时人体代谢等而变稠的血液，使血液循环阻力下降。

高血压病患者宜用的药枕方

　　将具有降压作用的植物的花、叶、子、皮等，制成枕芯，缝在枕头中，每晚枕它睡觉，可以防治高血压病。高血压病患者在坚持服用降压药的同时辅以药枕疗法，专家认为会达到平稳降压的效果。人们最常用的荞麦皮枕也属药枕之列，因其性味甘平寒，所以去头火和清热毒的作用尤强，常年枕用，自然可收到清头火、解热毒和降血压等效果。总而言之，综合治疗一般比单一治疗功效好，在坚持服药的同时，你不妨试试药枕疗法。以下介绍可采用的药枕方。

【组成】石决明、杭白菊、玫瑰花等。

【制法】将上述具有平肝潜阳、重镇安神的中药，混合均匀制成。

【用法】睡时枕于头部，使药物通过刺激"大椎""风池"等穴位达到降压之功效。

【组成】白矾300克，杭白菊、夏枯草各250克。

【制法】将上述药粉碎掺匀制成。

【用法】用时枕于头部。

【组成】霜桑叶、生石膏、磁石、野菊花、青木香、白芍各适量。

【制法】上述药物研磨，制成。

【用法】保证每昼夜使用时间在 7 小时左右，这样降压效果更明显。

【组成】野菊花、山杭白菊、霜桑叶各 250 克，冰片 25 克，红花 50 克。

【制法】上述药物混合粉碎后滴入薄荷水 30 毫升，制成。

【用法】每昼夜坚持用 7 小时，不用时最好用塑料袋密封。

【组成】白菊花 120 克。

【制法】将白菊花冲洗干净，晒干，装进小纱布袋里，再缝进枕头当中。

【用法】每晚枕之睡觉。

【适应证】适用于高血压病兼头痛。

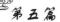

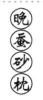

【组成】晚蚕砂（即家蚕屎）120克。

【制法】将药物晒干，装进小纱布袋里，再缝进枕头当中。

【用法】每晚枕之睡觉。

【适应证】适用于高血压病，兼患结膜炎，有明目作用。

【组成】野菊花、霜桑叶、山杭白菊各250克，冰片25克，红花50克。

【制法】上述材料混合粉碎后滴入薄荷水30毫升，制成药枕。

【用法】长期枕之。

高血压病患者使用药枕宜忌

用于高血压病者的药枕制作，一般需要选用透气性能良好的棉布或纱布做枕芯，不用尼龙、化纤类布料。药物一般不可潮湿，否则失效。药枕不用时最好用塑料包封，防止有效成分散发，并置于阴凉干燥处，防止霉变。一般使用2周后，应当置于阳光下晾晒1小时，以保持药枕枕形及药物的干燥度。药枕在枕前一般要求患者松衣，饮1~2口温开水，防止芳香类药物耗伤阴津，并要求患者全身放松，安心宁神。药枕疗法起效缓慢而持久，必须耐心坚持，决不可"三天一枕，五天不用"。一般每日至少要枕6小时以上，连续枕2~3周即可见效。药枕疗法没有禁忌证，高血压病患者使用时，如枕后出现不良反应，要及时予以处理。急危重患者使用药枕，只能作为辅助治疗手段，主要依靠内服、静脉给药等其他疗法。药枕疗法用药当辨证论治，决不可一枕而终，应随证变枕，因人而异，即便是保健药枕亦当遵守此原则。使用药枕无毒副作用。药枕疗法在于调理人体生理的平衡，见效较慢，一般需长年使用才能获效。

高血压病患者其他起居宜忌

起居方式与高血压病的发生、发展及预后有着十分密切的关系。科学的起居方式对高血压病患者具有非常好的保健作用，同时能够提高其他疗法的治疗效果。历代医学专家都非常重视高血压病患者的起居方式调适。科学的起

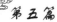

居方式大多简单易行，无论行立坐卧随时可做，不受时间条件限制，如果平时稍加留意，认真准确地去做，久而久之，一定会收到健身防病的效果。

衣着宜有三松

高血压病患者衣着要强调"三松"：首先，裤带宜松，最好不用收缩拉紧的皮带，宜采用吊带式；其次，穿鞋宜松，以宽松舒适为度，多穿布鞋；再次，衣领宜松，尽量不结领带，如遇必须系结领带时，应尽可能宽松。因为高血压病与动脉粥样硬化症常常伴随发生，而且动脉粥样硬化几乎涉及全身，其病理变化反应也是全身性的。过分勒紧裤带，则会进一步增加腰以下部位血液流动的阻力。为了维持人体下半身正常的血液循环，心脏这个"动力泵"不得不提高功率，血压也就随之增高。这种血压突然升高的结果，有时会产生严重的反应。对于鞋带、衣领以及手腕扣夹的表带等，都是同样的道理，均须注意宜松不宜紧，以自然、舒适为度。

忌大便时屏气用力

高血压病患者大便时急躁、屏气用力，可诱发血压升高，有诱发脑出血的危险。高血压病患者宜坐便，这样可持久，而蹲位易疲劳。大便秘结有害身体健康，因此最好每日排便，养成每日定时排便的习惯。有便秘的人千万不要将便秘视为小事而抱无所谓的态度。要减轻便秘症状，应多饮水，多吃蔬菜、水果及含纤维素丰富的食品，也可加用蜂蜜，以利于肠蠕动，防止粪便干结。严重便秘可用开塞露润滑通便，但不宜滥用泻药。同时要就医诊查便秘的原因，以除病根。

忌长久站立

在自然条件下，四足类动物很难染上高血压病，而人和猿猴却例外。人体血管的应力反应是有一定限度的，如果一昼夜直立时间超过 16 小时，动脉血管的应力反应就会加大心脏负荷。人的一生中，这种应力反应的机制是逐渐形成的，与年龄成正比关系。当这种应力反应机制调节功能因长期紧张而发生失控时，就有可能发生高血压病。因此，既要主张每日有一定的运动量，也要提倡保证一定时间的静坐和平卧休息。人们躺下休息，不仅仅是为恢复体力和脑力，也是为了让血管张力得到休息。高血压病患者直立时间每日不要超过 16 小时，休息时可采用卧位，哪怕是 5~10 分钟也是有益的。坐位时可把双腿抬高，增加回心血量，每次 15~20 分钟，这对长期从事站立或行走工作的高血压病患者很有好处。

高血压病患者忌过度疲劳

某单位中年骨干老李，中午正趴在办公室的桌子上休息。突然，他觉得一阵天旋地转，从座位上头着地跌倒在办公室的地板上。此时，老李脸色苍白。同事见状后，赶紧拨打急救中心的电话，并将他送往医院进行抢救，医院诊断后确诊为脑卒中。据老李的家人介绍，老李本身患有高血压病，而且凌晨早起，为的就是能准时收看世界杯的决赛。因为熬夜和过度兴奋，看完球后就已经觉得头晕，并且浑身无力，但是因为要上班，所以一直硬撑到了中午。后来接诊的医生说，过度疲劳是高血压病患者的最大敌人之一，过度疲劳的高血压病患者往往是脑卒中的后备军。

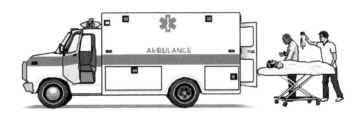

高血压病患者宜注意季节交替

晚秋乍寒，卒中尾随。来年早春，春寒料峭时，它又卷土重来。于是关于卒中，便有"男多在晚秋，女多在早春"的经验之谈。姑且不说卒中是否真的有这样的男女之判别，但大约80%的卒中集中于这两个季节是事实。医学科研人员在研究时发现，晚秋和早春之所以能多发卒中，主要是与寒冷天气频频出现有关，而且多在气温骤降的72小时内。所以患高血压病的人应了解季节与卒中的关系，注意寒冷

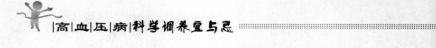

天气，及时防寒、服药，防止脑卒中发生。因为高血压病患者以中老年人居多，他们对环境温度变化的适应性较差，当遇到寒冷刺激时，体内肾上腺分泌增强，而肾上腺素增多会使血管收缩，引起血压明显上升。每当寒流过境、天气降温之时，便是卒中的多发之日。因此在冬春季节交替期间，高血压病患者要做好防寒保暖。

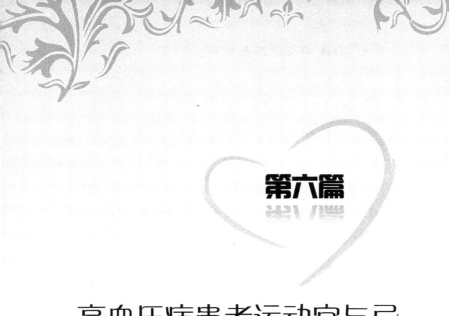

第六篇

高血压病患者运动宜与忌

运动利于防治高血压病吗

　　实践观察发现，绝大多数高血压病患者，尤其是早、中期高血压病患者，经过一个阶段运动疗法的锻炼之后，头晕、头痛、头胀、目眩、失眠、心悸等症状便会减轻，甚至能完全消失，同时血压也会出现不同程度的下降。之所以如此，科学家认为运动可能与下列因素有关。

　　（1）运动可使高血压病患者情绪安定，心情舒畅，使工作和生活中的紧张、焦虑和激动得以缓解，可改变大脑皮质、血管运动中枢等的功能失调，能加强大脑皮质对皮质下血管运动中枢的调节功能，使全身处于紧张状态的小动脉得以舒张，从而促使血压下降。

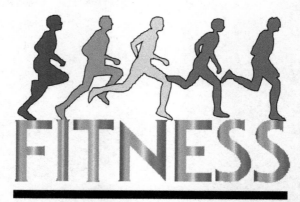

（2）坚持运动可使肌肉纤维逐渐增大增粗，使冠状动脉的侧支血管增多，血流量增加，管腔增大，管壁弹性增强，这些改变均有利于血压下降；运动还能产生某些化学物质，这些化学物质进入血液后，能促使血管扩张，加快血液循环，并有利于血液中胆固醇等物质的清除，使血管保持应有的弹性，因此可有效延缓动脉硬化的发生和发展，防止高血压病的加重。

（3）长期坚持运动可调整自主神经功能，降低交感神经的兴奋性，改善血管的反应性，引起外周血管的扩张和血压下降。

温馨小贴士

有人调查发现，坚持运动锻炼或坚持体力劳动的人与相同年龄组不坚持运动锻炼或很少参加体力劳动的人相比，高血压病的发病率，后者为前者的3倍。有人曾对50例确诊为高血压病的患者进行散步、慢跑3~4个月后观察发现，85%的患者血压恢复至正常，其中38例患者还完全停用各种中西医降压药物，完全依靠运动疗法来巩固效果。

高血压病患者的运动原则

　　高血压病患者进行运动，最为关键的是要本着量力而行、循序渐进的原则，并进行自我监测。也就是说，要按照医生开具的运动处方来进行运动，包括运动类型的选择。高血压病患者要避免在运动中做推、拉、举之类的静力性力量练习或憋气练习，应该选择那些有全身性的、有节奏的、容易放松、便于全面监视的项目。有条件的可利用活动跑道、自行车功率计等进行运动。大量事实证明，适当的、科学的运动对高血压病的治疗是很有益的。具体来说要强调以下几点。

🌳 高血压病患者运动宜适度不疲劳

　　适度运动对高血压病患者尤为重要。高血压病患者要注意掌握运动量的大小，尤其是体质较差的人更要注意。运动量太小则达不到锻炼的目的，起不到健身作用；运动量过大则可能超过了机体的耐受程度，会使身体因过度疲劳而受损。因此，运动强调适度不疲，循序渐进，不可急于求成；操之过急，往往欲速而不达。若运动后食欲减退，头昏头痛，自觉劳累汗多，精神倦怠，说明运动量过大，超过了机体耐受的限度，会使身体因过劳而受损。那么，运动量怎样掌握才算合适呢？一般来说，以每次锻炼后感觉不到疲劳困倦为适宜。

🌳 高血压病患者运动宜动静结合

高血压病患者进行运动锻炼不能因为强调动而忘了静，要动静兼修，动静适宜。运动时，一切顺乎自然，进行自然调息、调心，神态从容，摒弃杂念，神形兼顾，内外俱练，动于外而静于内，动主形而静主养神。这样，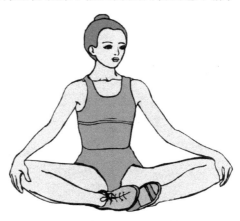在锻炼过程中内练精神，外练形体，使内外和谐，体现出"由动入静""静中有动""以静制动""动静结合"的整体思想。实际上太极拳、气功导引便是高血压病患者动静结合的佳良运动方式。

🌳 高血压病患者运动宜有张有弛

高血压病患者进行运动锻炼，并非是要持久不停地运动，而是要有劳有逸，有张有弛，才能达到养生的目的。

因此，紧张有力的运动，要与放松、调息等休息运动相交替；长时间运动，应注意有适当的休息，否则会影响运动效率，使运动不协调，精神不振作，甚至于养生健身不利。为健康而进行的锻炼，应当是轻松愉快的，容易做到的，充满乐趣和丰富多彩的，这样人们才愿意坚持践行。即"运动应当在顺乎自然的方式下进行"。在健身方面，疲劳和痛苦都是不必要的，要轻轻松松地逐渐增加活动量。

🌳 高血压病患者运动宜因人而异

运动因人而异是运动的基本原则之一。对于大多数高血压病患者来说，由于肌肉力量减退，神经系统反应变慢，协调能力变差，所以宜选择动作缓慢柔和、肌肉协

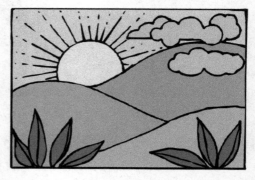

调放松、全身能得到活动的运动，如步行、太极拳、慢跑等。而对于年轻力壮、身体健康的人，可选择运动量大的锻炼项目，如长跑、打篮球、踢足球等。每个人因工作性质不同，所选择的运动项目亦应有别，如售货员、理发员、厨师要长时间站立，易发生下肢静脉曲张，在运动时不要多

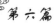

跑多跳，应仰卧抬腿；经常伏案工作者，要选择一些扩胸、伸腰、仰头的运动项目，又由于用眼较多，还应开展望远活动。

高血压病患者运动宜长久坚持

高血压病患者运动锻炼并非一朝一夕之事，贵在坚持。只有持之以恒，坚持不懈地进行适宜的运动，才能收到健身的效果。运动锻炼不仅是形体的锻炼，也是意志和毅力的锻炼。人贵有志，学贵有恒，做任何事情，要想取得成效，没有恒心是不行的。古人云："冰冻三尺，非一日之寒"，说的就是这个道理。如果因为工作忙，难

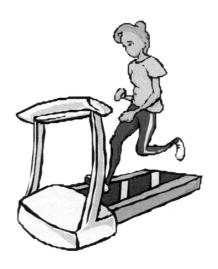

以按原计划时间坚持，每日挤出 10 分钟、8 分钟进行短时间的锻炼也可以。若因病或因其他原因不能到野外或操场锻炼，在院内、室内、楼道内做做原地跑、原地跳、广播操、太极拳也可以。

高血压病患者运动准备宜忌

在运动锻炼前进行充分的准备活动对于运动锻炼者来说是非常重要的。高血压病患者中有些运动活动爱好者就是由于不重视锻炼前的准备活动而导致各种意想不到的意外情况的发生，不仅影响锻炼效果，而且影响锻炼兴趣，对运动产生畏惧感。因此，每个高血压病患者在每次锻炼前都必须了解保健须知，做好必要的准备。

宜制订运动处方

所谓运动处方，一般是指"根据医学检查资料，按其健康、体力以及心血管功能等状况，结合生活环境条件和运动爱好等个人特点，用处方的形式规定适当的运动种类、时间和频率，并应指出运动中的注意事项，以便有计划地进行经常性锻炼，达到健身或治病的目的。"运动处方是由世界卫生组织提出并得到国际公认的一种健身安排，是指导人们有目的、有计划地进行科学运动锻炼的重要手段。运动处方一般分为治疗性、预防性和健身健美性三种。其中，治疗性运动处方最好由专业医师或体疗师帮助制订，后两种处方的主要目的是增强体质、预防疾病、提高健康水平和运动能力，高血压病患者可以根据自身的体质和健康状况自行设计。

运动前宜热身

热身运动能使人的体温上升，而且只有通过由低强度的运动准备渐渐地过渡到运动状态，身体才会为消耗更多的体力运动做好充分的准备。热身能帮助心脏防止偶发的非正常心律；热身有利于渐渐地加快血液流经心脏的速度，以适应较高心率时的需要，因为运动的心脏需要充分的氧气和营养。很多人轻率地认定，做不做热身运动无关紧要，这是种错误的想法。尚未运动开的肌肉很容易扭伤，因为它还没有做好充分的准备以承受负荷重的大动作。而任何热身动作都可以提高肌肉的适应性，使关节变得灵活易动。高血压病患者最好的热身运动是轻松慢走一会儿，从适当的速度开始，5~10分钟后再慢慢加速。

高血压病患者宜选的运动项目

高血压病康复运动的运动类型的选择要以有氧代谢运动为原则。要避免在运动中做推、拉、举之类的静力性力量练习或憋气练习，应该选择那些有全身性的、有节奏的、容易放松、便于全面监视的项目；有条件的可利用活动跑道、自行车功率计等进行运动。适合高血压病康复运动的运动种类有太极拳、医疗体操、步行、健身跑、有氧舞蹈、游泳、娱乐性球类、郊游、垂钓等。一些耐力训

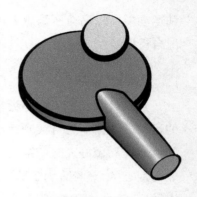

练和有氧运动如快走、跑步、骑自行车、游泳、滑雪等都能降压，但举重的降压效果不明显。现将高血压病患者的几种常用运动方式介绍如下。

🌳 步行运动

高血压病患者到户外空气新鲜的地方去步行，是防治高血压病简单易行的运动方法。世界卫生组织提出：最好的运动是步行。因为人是直立行走的，人类的生理与解剖结构最适合步行。科学最新研究表明，适当有效的步行可以明显降低血脂，预防动脉粥样硬化，防治冠心病。步行是健身抗衰老的法宝，是能坚持一生的有效运动方法，是一种最安全、最柔和的运动方式。步行运动有利于精神放松，减少焦虑和压抑的情绪，提高身体免疫力；步行运动能使人的心血管系统保持最大的功能，比久坐少动者肺活量大，有益于预防或减轻肥胖；步行能促进新陈代谢，增加食欲，

有利于睡眠；步行运动还有利于防治关节炎。各种高血压病患者均可采用步行运动。进行较长时间的步行后，舒张压可明显下降，症状也可随之改善。步行可在早晨、黄昏或临睡前进行，时间一般为 15~50 分钟，每日 1~2 次，速度可按每个人身体状况而定。

慢跑运动

慢跑运动适用于轻症高血压病患者。高血压病患者慢跑时的最高心率每分钟可达 120~136 次，长期坚持锻炼，可使血压平稳下降，脉搏平稳，消化功能增强，症状减轻。跑步时间可由少逐渐增多，以 15~30 分钟为宜。速度要慢，不要快跑。在计划进行健身跑前要做心电图运动实验以检查心功能和血压对运动的反应性。高血压病患者的健身跑不要求保持一定的速度，而以跑步后不产生头昏、头痛、

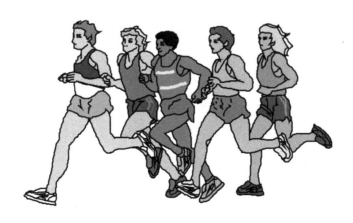

心慌、气短和疲劳感等症状为宜。跑步时要求精神放松，步伐平稳。高血压病患者选择一天中从事运动锻炼的时间要避免清晨和晚间。

🌳 太极拳运动

太极拳适用于各期高血压患者，对防治高血压病有显著作用。据有关资料显示，长期练习太极拳的 50~89 岁老人，其血压值平均为 134.1/80.8 mmHg，明显低于同年龄组的普通老人（154.5/82.7 mmHg）。高血压病患者打太极拳的主要作用为能够使全身肌肉放松，使

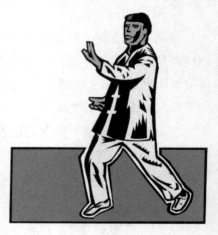

血管紧张度松弛；打太极拳时用意念引导动作，有助于消除精神紧张因素对人体的刺激，有利于血压下降；太极拳包含平衡性与协调性的动作，有助于改善高血压病患者神经肌肉系统的平衡性和协调性。太极拳种类繁多，有繁有简，可根据个人状况自己选择。

温馨小贴士

有人统计，高血压病患者练完一套简化太极拳后，收缩压可下降 1.3~2.7 kPa（10~20 mmHg）。高血压病患者打太极拳时最重要的是注意一个"松"字。肌肉放松能反射性地引起血管"放松"，从而促使血压下降。此外，打太极拳时要用意念引导动作，使思想高度集中，心境守静，这有助于消除高血压病患者的紧张、激动、神经敏感等症状。患者如因体力不支不能打完全套太极拳，选择其中几节反复练习也会收到效果。

导引运动

据我国医学人员对导引（气功）疗法降压原理的研究证实，导引对高血压病患者有明显治疗作用。用导引治疗高血压病，近期有效率可达 90% 左右。美国也有报道说，用导引治疗高血压病，半年后约 75% 的人见效。目前最常用的防治高血压病的导引法是内养静坐导引法，可以取坐姿或站姿。坐姿是坐于椅子上，双腿分开自然踏地，两手放于大腿上，手心向下，全身放松，心情怡静，排除杂念，意守丹田，口唇轻闭，双目微合，调整鼻息。站姿是身体自然站立，双脚分开与肩平，两膝微屈，两手抱球放于身前，全身放松，意守丹田，调整呼吸。每次 10~30 分钟，每日 1~2 次。

 常甩手

甩手是一种十分简单的锻炼方法，对于高血压病患者、体弱者特别适宜，它有利于活跃人体的生理功能，行气活血，疏通经络，从而增强体质，提高机体抗病能力。甩手的作用有防病强身，治疗慢性疾病，如咳嗽、胃肠慢性病、眩晕、失眠等。甩手方法及注意事项如下。

站立姿势：双腿站直，全身肌肉尽量放松，两肩两臂自然下垂，双脚分开与肩同宽，双肩松沉，掌心向内，眼平视前方。

摆臂动作：按上述姿势站立，全身松静 1~2 分钟后，双臂开始前摆（勿向上甩），以拇指不超过脐部为度（即与身体成 45 度）；返回来，以小指外缘不超过臀部为限。如此来回摆动。甩手要根据自己的体力，掌握次数和速度，由少到多，循序渐进，使身体适应，才能达到锻炼的目的；要全身放松，特别是肩、臂、手部，以利气血通畅；以腰、腿带动甩手，不能只甩两臂，动腰才能增强内脏器官功能；要自然呼吸，逐渐改为腹式效果更好，唾液多时咽下。烦躁、生气、饥饿或饱食时禁锻炼。甩手后保持站立姿势 1~2 分钟，做些轻松活动即可。

轻度高血压病患者宜选登山活动

某单位老王是一位用登山活动治好了早期高血压病的成功者。十几年前，老王在体检中发现自己已是轻度高血压病患者。后来他听说锻炼能控制病情，就选择了每周日去登山。老王说，坚持每个周末登一座山，时间久了，养成了习惯，就不知不觉乐在其中了。"一峰叠一峰，一步一层景"，那种感觉，就像欣赏一首优美的回旋曲。山中清新的空气，登高望远的舒展心情，更让人流连忘返。登上高峰的快乐，往往能冲抵几日工作的疲惫，有种"足下风光尽美，吾欲天公索梯"之感。长期坚持登山，原先的高血压、高血脂也渐渐离他而去，而且日不厌食，夜不起更，工作精神百倍。后来老王逢人就说登山活动对于早期高血压病的好处。

高血压病患者运动过程宜忌

生活中一旦发现自己患有高血压病，如无症状，少数轻度患者可通过锻炼身体、改变生活习惯及饮食习惯等进行控制，但必须随时监测血压；如血压仍然不能保持在正常值范围，应该及时就医，避免出现严重后果。高血压病患者在运动过程中需要注意以下禁忌。

🌳 运动忌幅度过大

高血压病患者在进行运动锻炼时，注意不要做动作过猛的低头弯腰、体位变化幅度过大及用力屏气的动作，以免发生意外。多数老年人由于患有多种慢性病，运动锻炼时更应注意，最好在医生的指导下进行锻炼。

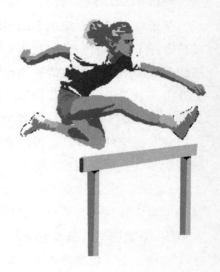

🌳 忌餐后运动

常言道："饭后百步走，活到九十九。"这句话被当作老年人的健身格言。其实，饭后百步走并不科学，宜慎重行事。从近代医学观点看，老年人不宜饭后百步走，因为吃饭特别是吃饱饭对于有心血管疾病患者，是一种负荷，对老年人更是如此。科学研究证明，老年人在餐后 60 分钟血压由 139 mmHg 下降到 129 mmHg，而心率上升 15 次/分；中度运动后有些人出现了体位性低血压，说明餐后运动对心血管系统有明显的负面作用。因此，高血压病患者应该避免在餐后，特别是饱餐后 2 小时内进行运动锻炼。

忌竞技运动

剧烈的运动，莫过于竞技比赛。剧烈运动时，由于运动者精神过于紧张，对血压有一定的负面影响，在临床上称为"运动性"高血压。运动过度紧张，一般收缩压和舒张压均可升高，多数人血压比正常增高10~20 mmHg。除血压增高外，心、肺等功能均有下降的表现。最典型的例子是，运动员中 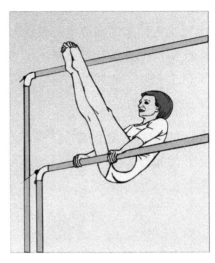 常可见高血压病者的。据有关科研人员对392名运动员（男253名，女139名）进行调查，年龄范围为14~33岁。结果高血压病者26名（男23名，女3名），占调查人数的9.09%（男）和2.15%（女），平均为7.14%。男与女之比为4.4：1。国外一些资料为运动员高血压病者占11%~14%。所以高血压病患者的适量运动非常重要。

 一天中最宜运动的时间

据资料报道，人体昼夜血液流变学的指标，尤其是血黏度，从晚上20：00至凌晨6：00呈不同程度的上升趋势，从 0：00 至 6：00 升高最明显。这与临床脑卒中多发生在凌晨数小时内极为相关。为避免加重病情，高血压病患者清晨不宜进行有一定强度的体育活动。这虽然与我国大多数地区人们运动锻炼的习惯时间不一致，但从科学健身的角度讲，尤其是从心血管病的患者的康复体育运动效果来看，上午 9：00 至 11：00，或下午 16：00 至 18：00 之间运动效果较好。

应禁忌运动的高血压病患者

高血压病患者如合并有严重心律失常，心动过速，脑血管痉挛（有晕眩、头痛、恶心、呕吐等症状），明显的心绞痛、心功能失代偿等，不应进行运动。出现下列症状之一者禁忌进行体育运动：未控制的过高血压 210/110 mmHg（28.0/14.7 kPa）或对运动出现异常反应，包括稍运动即出现血压过高反应，特别是舒张压升高至 133 mmHg（17.7 kPa）或运动后血压不升高或始终低于 140/133 mmHg（18.7/17.7 kPa）者。对于血压超过 220/110 mmHg，并发主动脉夹层动脉瘤或急性脑血管病的患者禁忌运动。

运动时忌喝冷水

高血压病患者运动时不可喝冷水。运动后，人的身体会产生很多的热量，使体内的器官处在比平时热得多的"高热"之中。此时如饮用冷水，会使喉咙、食管、胃等器官遇冷而急剧收缩，使人感到不适，这就是俗话所说的"炸肺"。剧烈运动后喝凉水，尤其是为一时痛快，大量饮用凉水，轻者会引起胃痉挛、胃绞痛，重者可引起晕厥，需送医院抢救。正确的方法是运动后稍事休息，擦擦汗，洗一洗，再喝温水，而且一次不宜喝得太多。

高血压病患者运动后恢复宜忌

高血压病患者运动的目的是为了强身健体，但运动后保健也是科学运动的重要组成部分。只有掌握并了解运动后的一些保健须知，才能做到科学强身，加快体力恢复。运动后有多种保健方式与方法，对这些方式方法的掌握，是您健康的必要保证。

运动后不要立即坐地休息

有些高血压病患者习惯于在进行运动锻炼后坐在地上，或是直接躺下来休息，认为这样可以加速疲劳的消除。其实，这样不仅不能尽快地恢复身体至常态，反而会对身体产生不良影响。因为人体在进行运动时，心血管功能活动加强，骨骼肌等外周毛细血管开放，骨骼肌血流量增加，以适应身体功能的需要；
而运动时骨骼肌的
节律性收缩，又可
以对血管产生挤压
作用，促进静脉血
回流。当人体在运
动结束后，如果停
下来不动，或是坐
下来休息，静脉血

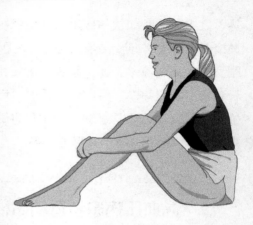

管失去了骨骼肌的节律性收缩作用，血液会由于受重力作用滞留在下肢或外周静脉血管中，导致回心血量减少，心输出量下降，造成一时性脑缺血，出现头晕、眼前发黑等一系列症状，严重时会造成休克。因此，高血压病患者运动锻炼后应做一些整理活动，这样一方面可以避免头晕等症状的发生，另一方面还可以改善血液循环，尽快消除疲劳，提高锻炼效果。

🌳 忌忽视运动后的整理活动

（1）高血压病患者在任何形式的运动后都应该做一些放松跑、放松走等形式的运动，促进下肢静脉血的回流，防止运动锻炼后心输出量的过度下降。

（2）高血压病患者可通过"转移性活动"加速疲劳的消除。所谓转移性活动是指在下肢活动后，进行上肢整理活动，右臂活动后再做左臂的整理活动。通过这种积极性休息使身体尽快恢复常态。大量研究已经证实转移性活动确实可起到加速疲劳消除的作用。

（3）高血压病患者整理活动的量不要过大，否则，整理活动又会引起新的疲劳。在进行整理活动时，应当有一种心情舒畅、精神愉快的感觉。但如果运动量不大，如散步等，就没有必要进行整理活动。

（4）高血压病患者较大强度运动锻炼后，应当进行全身性整理活动。必要时，锻炼者之间可进行相互间的整理活动和放松活动。

🌳 运动后忌急于进食

人体在运动时，支配内脏器官的交感神经高度兴奋，副交感神经的活动受到抑制。这种作用可使心脏活动加强，骨骼肌血流量增加，以保证运动锻炼时肌肉工作的需要。运动时胃肠道的血管收缩，血流量减少，消化能力下降，这种作用要在运动结束后逐渐恢复。高血压病患者如果在运动后立即进食，因为胃肠的血流减少，蠕动减弱，消化液分泌减少，进入胃内的食物无法被及时消化吸收，而是储留在胃中，容易牵拉胃黏膜造成胃痉挛，所以运动后要使心肺功能稳定下来，胃肠道功能常态逐渐恢复后再用餐。恢复时间一般为半小时，如果是下午进行较剧烈运动锻炼，此时间应更长些。

运动后宜科学补水

　　高血压病患者运动锻炼后的补水是必要的，只要口渴，在运动后即可补水，甚至在运动中补水。在天气较热的情况下，大量排汗引起体内缺水，不及时补水，可能会造成机体脱水、休克等症状。所以，运动中丢失的水必须及时补充。运动锻炼后的补水原则是少量多次，可以在运动后每 20~30 分钟补水一次，每次饮水量 250 毫升左右，夏季时水温 10 ℃左右，其他季节最好补充温水。

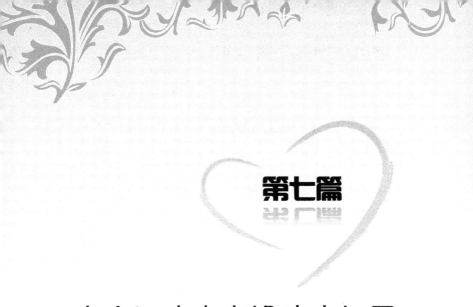

第七篇

高血压病患者诊疗宜与忌

宜于高血压病患者的血压值

有的高血压病患者经常问，我的血压降到多少最为合适？事实上，血压控制的理想目标不是单一的。具体地讲，各类不同的人群有其各自的标准。应当指出，我们所说的目标血压是指在一段时间内（起码一周）的血压水平，而不是说一天中测量到的每次血压水平。千万不要刻意去追求这样一个水平。

（1）18~60 岁以及 60 岁以上同时伴有糖尿病的高血压病患者血压要降到 130/80 mmHg 以下，最好能降到 120/80 mmHg。

（2）60~80 岁的高血压病患者血压至少要降到 140/90 mmHg 以下，最好能降到 120/80 mmHg。

（3）单纯性高血压病患者表现为高压（收缩压）很高，低压（舒张压）很低，中间的压差很大，最好也要将高压控制在 140 mmHg 以下。

高血压病患者宜自测血压

　　自测血压是指患者在家中自我或者由家人帮助完成的血压测量。高血压病患者自测血压既简便易行又有益处。自测血压可提供特殊时间的血压水平和变化规律，对帮助医生早期确诊高血压病有重要的参考价值。患者因头痛头晕到医院就诊时，医生一般都会给患者测量血压，有时可发现患者血压较高。但是确诊高血压病不能仅靠几次测量值，有的人因一时工作紧张、情绪波动以及考试等应急状态造成血压暂时升高，并非真性高血压病。自测血压可自主择时测量，能提供有意义的信息，帮助医生进行确诊。

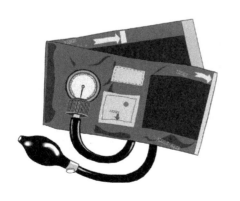

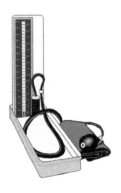

高血压病患者应掌握正确的测压方法

高血压病患者取坐位，被测的上臂应裸露，手掌向上平伸，肘部位于心脏水平，上肢胳膊与身躯成 45 度角，袖带下缘与肘前间隙间距为 2~3 厘米，充气至桡动脉搏动消失后再加 4.0 kPa（30 mmHg），此时

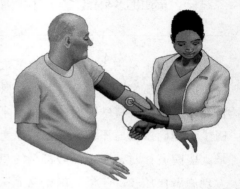

为最大充气水平。然后逐渐放气，速度为每秒 0.27 kPa（2 mmHg），第一听诊音为收缩压，搏动音消失时为舒张压（旧制单位血压读数应精确到 2 mmHg）。充气压迫的时间不宜过长，否则易造成血压升高的假象。

 高血压病患者宜选择合适的血压计

高血压病患者一般最常用的是汞柱式血压计，气压表式血压计和电子血压计亦常用。血压计的袖带宽度应能覆盖上臂长度的 2/3，同时袖带长度需达上臂周径的 2/3。如果袖带太窄则测得的血压值偏高，袖带太长则测得的血压值偏低。需要注意的是，无论哪种血压计，初次使用和使用 1 年后都应当与医疗单位标准的血压计进行校准。

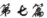

 高血压病患者宜选择测压时间

医生通过 24 小时动态血压监测发现，人的血压每日有两个高峰期，即早 6：00 至 8：00 和晚 17：00 至 20：00，波动在 30~50 mmHg 之间。部分早期高血压病患者血压有可能仅在高峰期高于正常值。因为这两个高峰期正好避开日常门诊的时间，所以易造成漏诊。高血压病患者自测血压最好在早 6：00 至 8：00 和晚 17：00 至 20：00，测前应休息 5 分钟，避免情绪激动、劳累、吸烟、憋尿；每次测量两遍，间隔 1 分钟，取两次的平均值。患者刚开始服用降压药或调整降压药种类和剂量时，应连续测量 3 日的血压，以后须每周测 2~3 日。如出现头昏、头痛、头胀等症状应及时补测。

高血压病患者自测血压方法宜忌

测血压时，患者的上臂与其心脏要放置在同一水平线上，如果上臂位置过高，测得的血压值往往偏低；如果上臂的位置过低，测得的血压值就常常偏高。一般来说，放气的速度以每秒水银柱下降 2~3 毫米为适宜。放气太快

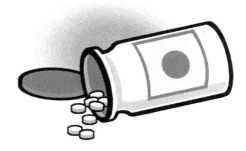

容易使测试者反应不及，发生误读；放气太慢则使前臂瘀血，造成舒张压读数增高。测量血压应反复数次，取其稳定值为实际血压。测第一次时，数值经常偏高，而第二、第三次较稳定。同时，每次测前应将袖套中的气体放尽，否则血压值将越测越高。另外，患者测血压前应静坐休息20分钟。

高血压病患者忌以感觉估计血压

高血压病患者症状的轻重与血压高低程度不一定成正比，有些患者血压很高，却没有症状；相反，有些患者血压仅轻度升高，症状却很明显。这是因为每个人对血压升高的耐受性不同，而且脏器官损害程度有时候与血压高低也不一定完全对合。因此，凭自我感觉来估计血压的高低而使用药物往往是错误的，也容易延误治疗。正确的做法是定期主动测量血压，每周至少测量两次，然后再科学使用药物。

高血压病患者的治疗原则

高血压病患者治疗的主要目的是最大限度地降低心血管病的死亡和病残的总危险，将血压控制到一个适当的水

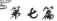

平，消除高血压带来的种种不适感，保证患者的生活质量。因为高血压病患者的年龄、病变性质、病变严重程度各不相同，有的患者甚至还有其他严重并发症，所以，治疗方案也不尽相同。也就是说，治疗高血压病不会有一个固定的模式，而只能有下列的一些基本原则。

早期治疗

美国学者对 400 万份健康保险者的资料分析表明，轻度高血压病者，舒张压在 11.7~12.3 kPa（88~92 mmHg）之间的人比舒张压在 10.7 kPa（80 mmHg）左右的人预期死亡率高 30%；舒张压在 13.1~13.6 kPa（98~102 mmHg）的患者死亡率是健康人舒张压 10.4~10.9 kPa（78~82 mmHg）的 2 倍。因此说轻度高血压病是否需要治疗的答案是肯定的。

预防并发症

高血压病的治疗要尽量减少高血压对心、脑、肾等重要器官的损害，并且逆转已经形成的损害。事实证明，高血压病患者经过降压治疗后，心、脑、肾并发症明显减少，而对已有的并发症进行治疗，又可明显延长患者的生命。在降压治疗的同时，要防治心、脑血管并发症的其他危险因素和症候，如左心室肥厚、高脂血症、糖尿病、高胰岛素血症和肥胖等。

因人而异

因为高血压病的病因复杂，发病原因各不相同，高血压病患者的具体情况也有所不同，所以其治疗的一个重要原则是要强调原则性与个体化相结合，不同的患者应当采取不同的方法，治疗方案应切实可行。在治疗时要全面考虑，并在医生的指导下进行。治疗方案应尽量简便，容易被患者接受，能够坚持长期治疗。无论是药物治疗，还是非药物治疗，均应如此。

 高血压病足底外敷疗法

足底穴位外敷养生法是在传统医学经络理论的指导下，根据穴位和药物的特点将有关的药物置于穴位局部的皮肤上，通过经络、穴位以及药物的药理作用，调节人体阴阳平衡，调和气血，舒经活络，补虚扶正，祛邪外出，从而达到治疗疾病目的一种疗法。足底穴位敷贴疗法之所以对疾病有一定的疗效，主要是由于药物的作用和穴位刺激的作用，起到了调节人体阴阳失衡的效果。足底

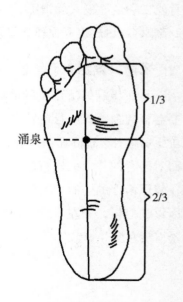

1/3

涌泉

2/3

外敷药物对高血压病也有辅助的治疗作用。

足底涌泉穴是足底主要敷贴穴位之一。高血压病足底外敷方法：取吴茱萸 100 克，龙胆草 50 克，土硫黄 20 克，朱砂 15 克，明矾 25 克，将上药共研细末，每次用上述药物适量，加米醋调成糊状，贴敷于双侧涌泉穴，覆盖纱布，胶布固定，2 日一换，1 个月为 1 疗程。

高血压病患者足底贴敷宜忌

高血压病足底贴敷疗法，一般无危险和副作用。但是，如果操作不仔细，方法掌握不当，穴位选择不准，或者药物用量过大，同样会发生问题。因此，足底贴敷疗法时必须注意以下几点。一是贴药前必须定准穴位，用温水或其他消毒液洗净，然后敷药。敷药后要注意很好地固定。使用膏剂敷贴穴位，应注意膏的软硬度，并及时更换，以防药膏干燥，裂伤皮肤，引起疼痛或溃烂。二是在冬天

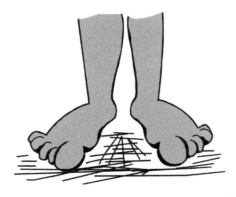

严寒情况下敷贴时，要注意保暖，防止受寒。在夏季敷贴时，胶布固定后，防止因汗液浸润而致滑脱，宜用绷带固定。穴位贴药所取穴位，1 穴不可连续贴药 10 次以上，以免刺激过久，引起不良后果。对于皮肤过敏的患者不能使用穴位贴敷疗法。三是足底穴位敷贴疗法，毕竟只是祖国医学外治法中之一种，面对复杂的病症，它亦有局限性。所以在临床治疗时，一定要消除"百病一贴"的狭隘观点，充分有机结合其他各种疗法，如针刺拔罐、刺血、艾灸及中药内服等，进一步提高治疗效果。

高血压病患者宜于脐部外敷

脐部外敷是脐疗法的一种。前几年盛行的元气袋和民间各种小儿肚兜就是腹部保健脐疗的代表。中医以体表用药来治疗内脏疾病的外治法，由于疗效好、使用方便、副作用小而日渐盛行。外治法的治疗部位有全身治疗和身体某一局部治疗两种，局部治疗又有穴位与非穴位之分。脐疗就是穴位外治法的一种。脐疗由于施治方法多样，治疗病种范围广，疗效好等原因，逐渐自成一法，得到人们的赞可。药物贴脐降压法是以中医经络理论为依据，运用相应的药物敷于肚脐之上，利于药物对肚脐的刺激和药理作用，以疏通经络，加强气血运行，调整脏腑功能，从而达到调整血压的目的。

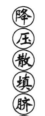

【**药物**】吴茱萸30克，川芎30克，白芷30克。

【**制法**】诸药混合研为细末，过筛，装入瓶内，密封备用。

【**用法**】取药末15克以脱脂棉包裹如小球状，填入患者脐孔窝内，以手往下压紧，外以纱布覆盖，胶布固定之。每日换药1次，10日为1个疗程。

【**主治**】原发性高血压病。

【**药物**】吴茱萸、肉桂、磁石各30克，蜂蜜适量。

【**制法**】诸药混合研为细末，密封保存。临用时每次取末5~10克，调蜂蜜使之软硬适度，制成药饼2个备用。

【**用法**】取药饼2个分别贴于患者脐中（神阙穴）、涌泉穴上，用胶布固定，再以艾条悬灸20分钟，每日1次，10次为1疗程。

【**主治**】原发性高血压。

高血压病足部药浴方

药浴属于中医的外治法之一，它是将水和药盛于器盆内，浸泡身体某个部位，利用水温本身对皮肤、经络、穴位的刺激和药物的透皮吸收，达到治疗疾病、养生保健的目的。它不同于一般的洗浴、温泉浴等，而是按照辨证施治的原则，根据不同的疾病，加入不同的药物进行治疗，因药物不经胃肠破坏，而经皮肤渗入，故较之内服药具有舒适、无毒副作用的优点，也不会增加肝肾的负担。中药足浴是一种药浴，对健康有着积极的作用。它作为高血压病患者的保健项目之一，现在已日益被人们认识，而且这种简便的养生保健法具有广泛的适应性。

足浴方之一

【**配方**】钩藤 20 克。

【**制法**】取钩藤 20 克，切碎，加少量冰片，用布包好。

【**用法**】每日晨起与睡前将布包放入盆内，加温水浴脚。每次 30 分钟，可不断加热水以保持水温，10 日为 1 疗程。

【**适应证**】主治肝阳上亢，头晕头痛。尤善治肝火内盛，目赤肿痛。此外近年又常用于肝热阳亢型高血压病。

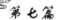

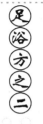

【**配方**】夏枯草30克,桑叶15克,钩藤20克,菊花20克。

【**制法**】煎水。

【**用法**】每日浴脚1次,每次15~30分钟。

【**适应证**】常用于肝热阳亢型高血压病。

【**配方**】桂枝15克,桑枝30克,桑叶15克。

【**制法**】水煎取汁混入水中。

【**用法**】每日1次,每次1剂。

【**功效**】清热平肝,活血通脉。适用于高血压病头痛、头晕、耳鸣。

【**配方**】磁石、石决明、党参、黄芪、当归、桑枝、枳壳、乌药、蔓荆子、白蒺藜、白芍、炒杜仲、牛膝各6克,独活18克。

【**制法**】上述中药水煎取汁。

【**用法**】浸泡双脚,每日1次,每次1小时,10日为1疗程。

【**功效**】降血压,治高血压病。

【配方】罗布麻叶15克，杜仲6克，牡蛎15克，夜交藤10克，吴茱萸10克。

【制法】上述中药水煎取汁。

【用法】浸泡双脚，每日1次。

【功效】平肝潜阳，安神镇静。主治高血压病引起的头痛，眩晕。

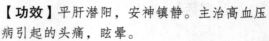

【配方】吴茱萸15克，黄柏15克，知母15克，生地黄15克，牛膝15克，生牡蛎50克。

【制法】上述中药水煎取汁。

【用法】浸泡双脚，每日1次，每次30分钟，10日为1疗程。

【功效】清热燥湿，疏肝除烦。主治阴虚阳亢型高血压病出现的眩晕、颜面红赤、口苦口干。

【配方】桑树皮15克，桑叶15克，茺蔚子15克。

【制法】上述中药水煎取汁。

【用法】浸泡双脚，每日1次，每次30分钟，10日为1疗程。为保持水温，在洗浴过程中可适当添加热水。

【功效】疏风清肝，化瘀止痛。主治高血压病等原因引起的头痛。

高血压病患者足浴宜忌

　　高血压病患者足浴与通常的洗脚相似，但不全相同。足浴开始时水不宜过多，浸过脚趾即可，水温在 40~50 ℃。浸泡一会儿后，再逐渐加水至踝关节以上，水温保持在 60 ℃左右；同时两脚不停地活动或相互搓动，以促进水的流动；每次持续 20~30 分钟，以身上感到微热为止。而生活中的通常洗脚，大多数人并没有一定的规则，而是随心所欲地进行。高血压病患者在足浴过程中还要注意以下宜忌。

忌水温过高

　　水温并非越烫越好。过烫的水除了可能导致烫伤外，还会导致全身血管过度扩张，引发一些重要器官（大脑、心脏）的缺血。另外，身体从热水中获得过多的热量需要通过大量出汗散发，可能引起虚脱。因此水温以适中为宜。另外，老年人在用药液洗足时，洗足所加的热水，以浸入双足踝部为宜，不宜过多。洗足以后，用干毛巾擦干，并注意避风受凉。

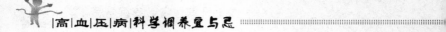
忌就餐前后足浴

饭前、饭后 30 分钟内不宜足浴。饭前足浴可能抑制胃液分泌，对消化不利；饭后立即足浴，足部血管扩张，血容量增加可造成胃肠的血容量减少，影响消化。

宜饮水

沐足、按摩过程中及沐后半小时内应饮温开水300~500 毫升，以补充沐足期间因出汗丢失的水分。脑卒中后遗症患者，应有专人护理，防止损伤皮肤。如果足浴中使用的药物引起了皮肤过敏，应该立即停止，必要时可以到医院进行治疗。

高血压病患者宜行足部按摩

中医经络学指出，脚心是肾经涌泉穴的部位，手心是心经劳宫穴的部位，经常用手掌摩擦脚心，有健肾、理气、益智、交通心肾，使水火相济、心肾相交，有防治失眠、多梦等功效，对高血压病也有很好的疗效。因为足部与全身脏腑经络关系密切，承担身体全部重量，故有人称足是人类的"第二心脏"。有人观察到足与人整体的关系类似于胎儿平卧在足掌面，头部向着足跟，臀部朝着足趾，脏腑即分布在跖面中部。根据以上原理和关系，刺激足穴可以调整人体全身功能，治疗脏腑病变。人体解剖学表明，脚上的血管和神经比身体大多数部位多，无数的神经末梢与头、手、身体内部各组织器官有着特殊的联系。所以，单纯对足部加以手法按摩，就能治疗许多疾病。

高血压病患者宜按涌泉穴

涌泉穴位于脚底部，在脚前部凹陷处，第二、三趾趾缝纹头端与脚跟连线的前1/3处。

按摩涌泉穴简单、实用。方法之一是取坐位，将一条腿放在另一条腿上，同侧手托住脚踝，对侧手用小鱼际部在涌泉穴做上下推擦，直到脚心发热为止，再换另一条腿。方法之二是坐床上，两脚心相对，用两手拇指指腹自脚跟往前推至涌泉穴，由后而前反复36次，推至脚心发热为止。

按摩涌泉穴动作要缓和、连贯，轻重要合适。刚开始速度要慢，时间要短，等适应后再逐渐加快按摩速度。在按摩脚心的同时，还要多动动脚趾。每日1~2次。

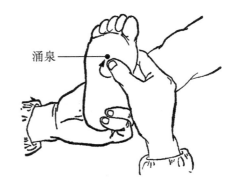

涌泉

🌳 高血压病患者宜拿捏大脚趾

大脚趾是血压反射区所在，随兴用手上下左右旋转揉搓它即可。在血压突然升高时，立即用手指甲掐住在大脚趾与趾掌关节横纹正中央，约2分钟左右血压便会下降。

🌳 高血压患者宜用卵石行走降压

俗话说："双脚如树根，治脚治全身。"运用卵石摩脚，来刺激其皮肤神经末梢感受器，通过中枢神经起到调节内脏器官的作用，达到促进血液循环，加速新陈代谢，以预防和治疗疾病。足踩鹅卵石对Ⅰ、Ⅱ期高血压病患者有益，患者可赤脚在凹凸不平的鹅卵石小径踩踏或小步跑；亦可用布袋装上小半袋鹅卵石，平放在地上赤脚在上面来回不停地踩踏；或者用挑选过的鹅卵石，固定在0.5平方米的湿水泥上，制成鹅卵石水泥板，赤脚在上面有节奏地踩踏。踩踏鹅卵石的时间一般安排在早晚进行，每次15分钟以上，踩踏时需防止跌倒，天凉时要防止感冒。

高血压病患者头部按摩宜忌

中医认为"头为诸阳之会"，人体十二经脉和奇经八脉都聚会于头部，头部就有几十个穴位。正确地按摩并日常养成一些良好习惯对高血压病患者可以起到意想不到的保健作用，同时可以解除高血压病引起的头晕等症状。

 高血压病患者宜常梳头

梳头可促进头部血液循环，起到疏通经脉，流畅气血，调节大脑神经，刺激皮下腺体分泌，增加发根血流量，减缓头发的早衰，并有利于头皮屑和油腻的清除。此外，梳头还能保持头脑清醒，解除疲劳。梳头对治疗眩晕、失眠、高血压、动脉粥样硬化等疾症也有较好的疗效。梳头方法是每日早、中、晚各梳一次，用力适中，将头皮梳理一遍，每次 2~3 分钟；亦可用梳子反复梳头后再用木梳齿轻轻叩打头皮 3~5 分钟，最后再梳理一遍。若能结合头部穴位和疼痛部位叩打，则效果更佳。治疗血管性头痛、偏头痛和眼病等。

 高血压病患者宜行推发降压

（1）两手虎口相对分开放在耳上发际，食指在前，拇指在后，由耳上发际推向头顶，两虎口在头顶上会合时把发上提。反复推发 10 次，操作时稍用力。此外，两掌自前额像梳头样向脑部按摩，至后颈时两掌手指交叉以掌根挤压后颈。有降压的作用。

（2）两手食指自印堂穴向上延眉梢左右向外按摩至两侧太阳穴，并揉摩拍击印堂、太阳穴各十几次，并按摩风

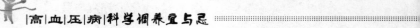
池等穴各十几次，能缓解高血压病引起的头晕、头胀、头痛。

 高血压病患者宜叩头降压

双手五指分开成半屈状，用指端由前发际向后叩击，反复叩击 12 次，叩时要用力均匀并稍用力。也可用右手（左手也可）五指并拢，用掌指击百会穴 36 次。要求击时手掌动作要半起半落，力量尽可能均匀。此法可以缓解高血压病的头部症状。

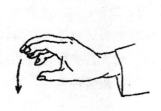

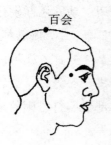

百会

高血压病患者按摩疗法宜忌

高血压病患者的按摩降压，一是要熟练掌握常用手法的基本要领，动作准确，用力均匀，动作柔和，避免缓急不匀、轻重不均现象，初次进行按摩时，应尽量采用轻手法，以后根据患者适应情况逐渐加大手法力量；二是按摩操作时应摆好患者体位，以患者舒适、不易疲劳、操作方便为宜，冬季注意保暖，避免受凉；个别患者按摩后第二天出现皮肤不适，说明手法过重，可改用轻手法；三是对高血压病的治疗要有一定的时间，每次按摩时间必须符合要求，每疗程的按摩次数必须坚持进行，敷衍了事、任意缩短时间、减少次数都会影响疗效。

宜于高血压病治疗的中成药

中医主张对高血压病患者早期用中成药治疗。一般根据辨证可选用牛黄降压丸、天麻钩藤颗粒、六味地黄丸等中成药，也可选夏枯草、黄芩、葛根等有明确降压作用的中药配以其他随证中药治疗。服药期间应监测血压，若血压稳定且维持了一段时间，可停药7~10日，若此时血压仍不高，可以停药。如果血压控制得不好，应考虑改用西药，或者在医生指导下，中西药合用。

 ### 服用龙胆泻肝丸降压宜忌

龙胆泻肝丸具有清肝火、泻湿热的作用，适用于年龄较轻，病程较短，见头痛、头胀、头热、小便短赤、舌红苔黄等肝经实热的高血压病患者。按肝火症状的轻重适量服用，口服每次 6~9 克，日服 2~3 次。但需要注意的是，龙胆泻肝汤的木通剂量较大，多为 9 克。而近期国内有临床报道说，使用关木通 10 克，一次即可引起肾中毒。由此提示，应使用按近期《中国药典》中龙胆泻肝丸处方所生产的该药品是较为安全的，但依然不要长期服用。如果以超过药品使用说明书的用药剂量服用龙胆泻肝丸，短期内也有引起肾脏中毒的可能性。

🌳 服用当归龙荟丸降压宜忌

当归龙荟丸最早见于《丹溪心法》，为元代名医朱丹溪所记载。早在 20 世纪六七十年代，人们就开始使用该药来治疗高血压病，起到了较好的治疗效果。当归龙荟丸具有清肝泻火、通便导滞的作用，适用于体质壮实、面红目赤、烦躁不安、大便秘结、头痛头晕较剧，甚至呕吐抽搐等肝火较盛的高血压病。每次 6 克，日服 2~3 次，饭后温开水送服。

温馨小贴士

龙胆泻肝丸和当归龙荟丸皆有清肝泻火、治疗高血压病的作用，这是它们的相同点。但也有不同之处，前者泻湿热从小便而出，方药的组成泻中有补，作用较缓和；而后者使湿热从大便而泻，药性大苦大寒，泻火通便作用较强，故非实热症急的高血压病不可轻用。孕妇忌用。

服用脑立清降压宜忌

脑立清主要成分有磁石、赭石、珍珠母、清半夏、酒曲（炒）、牛膝、薄荷脑、冰片、猪胆汁（或猪胆膏、猪胆粉）等。具有镇肝潜阳降逆作用，用于气血上逆的头目眩晕及头痛脑涨的高血压病，每次 10~15 粒，口服 2~3 次，饭后温开水送服。但需要注意，孕妇及体弱虚寒者忌服；脾胃虚弱之食欲不振、大便溏稀者忌服。脑立清可引起过敏性药疹。

服用清脑降压片宜忌

清脑降压片为糖衣片，除去糖衣后显黑棕色，味微苦。主要成分：黄芩、当归、槐米、地龙、水蛭、珍珠草、夏枯草、磁石、牛膝、地黄、丹参、钩藤、决明子。具有滋阴清肝、潜阳降压的综合作用，适用于头目眩晕、失眠烦躁、耳鸣耳聋、舌红少苔等肝阴虚、肝火旺的高血压病。口服每次 4~6 片，1 日 3 次。孕妇忌服。

服用杞菊地黄丸降压宜忌

杞菊地黄丸是在六味地黄丸的基础上加枸杞和菊花而成。具体组成：熟地黄、山茱萸、干山药、泽泻、牡丹皮、茯苓（去皮）、枸杞子、菊花，具有滋肾阴、清肝热的作用。适用于肾阴虚引起的头目眩晕、眼花目涩、五心烦热、腰膝酸软、年老体弱、病程较久的高血压病。每次 9 克，日服 2 次，适于长期服用。相同功效的还有明目地黄丸、

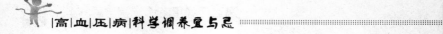

石斛夜光丸。

高血压病患者服用降压药宜忌

　　世界卫生组织及全球高血压联盟的专家认为，高血压病是一种可以控制但不能根治的严重心脑血管慢性疾病，只有坚持长期降压治疗，并结合非药物治疗措施，才能有效地控制血压。而长期控制血压的目的，不仅仅是为了控制症状，更重要的是为保护心、脑、肾等重要脏器免受损害，从而最大限度地减少脑卒中、心肌梗死、尿毒症等严重并发症的发生。

早期用药宜谨慎

　　因为治疗高血压病的药物作用和药理不尽相同，所以在用药时须谨慎考虑。早期轻度高血压病不一定开始就给以降压药物治疗。这主要是因为长期药物治疗带来的危害可能超过轻度高血压病本身的危害，两者之间需要加以权衡。现在在疗效更好、副作用更小的降压药不断问世的形势下，这一观念或许会发生改变，但目前还应坚持对轻度高血压病不急于用降压药的观点，采用非药物治疗一段时间，观察其疗效后再决定是否用药物治疗。

忌擅自停药

有的高血压病患者在应用降血压药物治疗一段时间后，血压降至正常，即自行停药。结果在不长时间后血压又升高，再使用药物降压。这样不仅达不到治疗效果，而且由于血压较大幅度地波动，还会引起心、脑、肾发生严重的并发症，如脑出血等。正确的服药方法是服药后出现血压下降，可采用维持量，继续服药；或者在医生的指导下将药物进行调整，而不应断然停药。

服药宜注意时间

研究表明，高血压病患者的血压在清晨醒后变化最大，可以在数分钟之内上升 2~5 kPa。中午过后，血压会自行下降。这种血压变化规律致使患者容易在早晨和夜间发生脑卒中（早晨容易发生脑出血，而夜间则容易发生脑缺血）。传统的每日 3 次的服药方法没有考虑患者的血压变化规律，只是一味地考虑降低血压，结果使清晨时的血压控制不理想，而常使下午和夜间血压偏低。所以高血压病患者应该在医生的指导下采用科学的服药方法，从而有效地防止清晨醒后或夜间的血压剧烈变化，使血压处于比较平稳状态。

忌一味追求血压正常

有的高血压病患者不根据具体情况，一味追求血压达到正常水平，其实这是不对的。60 岁以上的老年人，均有不同程度的动脉硬化，偏高些的血压还有利于心、脑、肾等脏器的血液供应。如果不顾年龄及患者的具体情况，而一味要求降压到"正常"水平，势必影响上述脏器的功能，得不偿失。正确的做法是根据患者的年龄、脏器的功能情况，将血压降到适当的水平，特别是老年人，不可过度降低血压。另外，高血压病患者服药忌降压过快或过低，因为血压降得过快或过低会使患者感到头晕、乏力，还可诱发脑血栓形成等严重后果。

忌单纯依赖降压药

高血压病患者忌单纯依赖降压药而不进行综合性的治疗。高血压病的病因较多，因此治疗也需要采取综合性的措施，否则就不可能取得理想的治疗效果。正确的做法是除选择适当的药物外，还要注意劳逸结合，饮食宜少盐，适当参加文体活动，避免情绪激动，保证充足睡眠，肥胖者应减轻体重，重视治疗糖尿病等疾病。

忌无症状就不治疗

没有症状就不需要治疗，这是高血压病患者普遍存在的误解。由于一半以上高血压病患者并无明显不适，大多数人不测量血压，以致长期漏诊而得不到治疗。这些患者多数是在查体或看其他病时才发现有高血压病。其实，当血压超过正常范围（140/90 mmHg）时就应进行降压治疗，而且无症状高血压病比有头痛、头晕等症状的更具有危险性。当然在这段时间不一定都要服药，只要注意生活方式，消除引起高血压病的各种因素，大多数人血压能恢复正常。

 ## 忌用药不规律

有些人患高血压病的早期症状并不十分明显，血压每每是忽而高，忽而平稳，常常不能引起患者及家属的重视。同时，患者自以为是所谓神经性的症状不碍大事，甚至想自己压根就没啥病，更谈不到定期复查血压和注意生活方式了。因而在用药治疗上也很不规律。最新科研资料证明，不规律的用药可致高血压病患者诱发脑出血。医生认为，由于高血压病患者均有程度不同的动脉硬化，一旦不按规律服药，可使血压在短期内上升，如果血压超过了安全范围，势必诱发脑出血。据此提醒高血压病患者，一定要在医师的指导下坚持正规治疗，按要求服用抗高血压药。

 ## 降压忌依赖中成药

有些高血压病患者认为中药治本，所以只服中药。殊不知近年一些治疗高血压的中药胶囊制剂里也掺进一定成分的西药，药停后血压还是会反跳的。中医中药应当是辨证施治的，高血压病也应分型辨证治疗才能有效。经中医治疗后，如果不能控制血压，还应用西药降压来维持巩固疗效，才能防止出现并发症。

忌频繁更换降压药

有些高血压病患者服用降压药物后血压长年稳定，未见不良反应，但顾虑长期用一种药物是否会有副作用，或者听说某药效果特别好，于是自作主张更换药物。其实这是一大误区。服用一种降压药，疗效满意，没有不良反应，忌自作主张更换。如果是降压疗效不好，血压未降到正常，但是没有不良反应，确定是剂量不足时，就应适当增加剂量；如果剂量已达足量，不能再增加，就要加服另一种降压药，二药合用。另外，每个人对药物的适应性各不同，对别人效果好的药不一定对自己合适。那么什么情况才可更换降压药呢？只有在用了某种降压药后，疗效不佳，要经医生诊查后，再换药为妥；或者有不良反应，且无法耐受，那就必须停用，在征询医生后，改用其他类降压药。

服用降压药宜据季节调整

高血压病患者服用降压药需要根据季节加以调整。一般地说，冬季是一年中血压最难控制的季节，往往是用药量最大的时期，一般情况下，在冬季很难调减降压西药。服用中药治疗更应根据季节调整，春宜疏肝养肝，夏宜养阴清肝泻火，秋宜养阴润肺以制肝，冬宜补肾活血以滋水涵木。